Karen E. N. Hayes

KURSBUCH PFERDEKRANKHEITEN
CHECKLISTEN
zur Ersten Hilfe

Karen E. N. Hayes

KURSBUCH PFERDEKRANKHEITEN
CHECKLISTEN
zur Ersten Hilfe

In Zusammenarbeit mit der American Association
of Equine Practitioners

Von Dr. med. vet. Karen E. N. Hayes
Herausgegeben von Dr. med. vet. Thomas C. Bohanon
und Sue M. Copeland

Fachliche Beratung:
Dr. med. vet. Thomas Heinz, Fachtierarzt für Pferde

Die Deutsche Bibliothek – CIP-Einheitsaufnahme

Ein Titeldatensatz für diese Publikation ist bei
Der Deutschen Bibliothek erhältlich

BLV Verlagsgesellschaft mbH
München Wien Zürich

80797 München

Titel der amerikanischen Originalausgabe:
HANDS-ON HORSE CARE:
The Complete Book of Equine First Aid
By Karen Hayes, DVM & Horse & Rider

© 1997 Horse & Rider, Inc.

Published by arrangement with Horse & Rider Inc.,
a wholly owned subsidiary of Cowles Enthusiast
Media,
Inc., d/b/a PRIMEDIA Equipe Group,
6405 Flank Drive, Harrisburg, PA 17112

Deutschsprachige Ausgabe:
© 2000 BLV Verlagsgesellschaft mbH, München

Gekürzte und bearbeitete Auflage der
Originalausgabe

Übersetzung: Bettina Borst
Fachliche Bearbeitung: Dr. Thomas Heinz
Illustrationen: Kip Carter, MS, CMI
Einbandgestaltung: Joko Sander, Werbeagentur,
München
Titelfoto: Cappy Jackson

Herstellung: Manfred Sinicki
DTP: Satz+Layout Fruth GmbH, München
Druck: Appl, Wemding
Bindung: Auer, Donauwörth

Printed in Germany · ISBN 3-405-15722-6

HINWEISE ZUR BENUTZUNG DIESES BUCHES

Mit den Kursbuch *Pferdekrankheiten*
Checklisten zur Ersten Hilfe haben Sie
Ihren eigenen, persönlichen tierärztlichen
Berater immer an der Hand – jemanden,
der die richtigen Fragen stellt und Ihnen
auf Grund Ihrer Antworten sagen kann,
was Sie tun sollen, und der das Bindeglied
zwischen Ihnen und Ihrem Tierarzt darstellt.

In den **Checklisten** finden Sie die häufigs-
ten Krankheitssymptome, die Ihr Pferd jemals zeigen könnte, sobald es ausgewachsen ist. Jedes verräterische Anzeichen ist
so aufgelistet, wie Sie selbst es beschreiben
würden: wenn Ihr Pferd z. B. Tränenfluss
hat, sehen Sie im Inhaltsverzeichnis unter
Tränenfluss nach. Nun schlagen Sie die
Seite auf, auf der Sie das Symptom Ihres
Pferdes finden, und bekommen auf dieser
Seite eine ganze Reihe von Ja- und Nein-
Fragen gestellt, die auf Ihren Beobachtun-
gen beruhen. Ihre Antworten führen Sie
wie auf einem Fließdiagramm durch eine
Checkliste und schließlich zu Anweisungen darüber, was Sie tun sollen. Diese Anweisungen berücksichtigen die speziellen
Bedürfnisse Ihres Pferdes, und außerdem
bekommen Sie eine kurze Erklärung dafür,
wo das Problem liegen könnte. Wenn eine
tierärztliche Behandlung nötig ist, bekommen Sie in der Checkliste gesagt, wann Sie
den Tierarzt rufen sollten und warum.
Wenn es etwas gibt, das Sie tun sollten,
während Sie auf den Tierarzt warten, bekommen Sie Einzelheiten dazu in einem
Abschnitt *Während Sie warten*. Wenn
eine Eigenbehandlung empfohlen wird, ist
sie mit einfachen Worten und Schritt für
Schritt beschrieben.

Die Übersetzer können keine Verantwor-
tung für die Folgen einer beschriebenen
Behandlung übernehmen. Konsultieren
Sie Ihren Tierarzt, wenn Sie Fragen haben.

Inhaltsverzeichnis

Kapitel 1:
Umgang mit Verletzungen 7

Schnittwunden 7
Schürfwunden 11
Verbrennungen 13
Stichwunden 15
Heiße, geschwollene, empfindliche oder
  nässende Wunden 18

Kapitel 2:
Probleme im Maulbereich 20

Schlechter Atem 20
Unfähigkeit, zu fressen 22
Fallen lassen oder Ausspucken von Futter 23
Heraushängende Zunge 24
Abwehr gegen das Gebiss 25
Zurückzucken beim Saufen von Wasser 26
Schräghalten des Kopfes beim Kauen 27
Husten 28

Kapitel 3:
Probleme im Nasen und Rachenraum 31

Nasenausfluss 31
Nasenbluten 33
Atemgeräusche 35
Nüsternblähen 37

Kapitel 4:
Probleme an den Augen 39

Das Weiße der Augen ist gelb 39
Milchiges Auge 41
Schlechtes Sehvermögen 42
Augentränen 45
Herunterhängendes Augenlid 48
Nickhaut ist sichtbar 50

Kapitel 5:
Probleme im Kopf- und Ohrenbereich 52

Kopfschütteln 52
Ausfluss aus einer Wunde im Gesicht 54
Fleischwunde am Ohr 55
Schiefhalten des Kopfes 56
Gesicht oder Kopf geschwollen
  oder unproportioniert 57
Riss am Augenlid 59

Kapitel 6:
Probleme an den Beinen 61

Schwellungen an den Beinen 61
Geschwollene Gelenke 64
Mäßige bis starke Lahmheit 66
Leichte Lahmheit, nur ein Bein betroffen 68
Leichte Lahmheit, zwei oder mehr Beine
  betroffen 71
Lahmheit, nachdem der Hufschmied
  da war 73
Schwellungen und Beulen im unteren
  Beinbereich 75
Schwellungen und Beulen im oberen
  Beinbereich 79
Hinterbein hakt ein 81
Steife Bewegungen 83
Aufstampfen des Hinterfußes beim Laufen 85

Kapitel 7:
Probleme an den Hufen 86

Riss in der Hufwand 86
Löcher, Quetschungen oder schwarze Flecken
  in der Hufsohle 88
Warme Hufe 90
Hartnäckige Hautwunden an den Ballen 92
Trockene, brüchige Hufe 94

Kapitel 8:
Haut- und Fellprobleme   96

Fell stumpf oder struppig
   oder kein Fellwechsel   96
Haarausfall   97
Blätternde, verkrustete oder
   schuppige Haut   99
Hautjucken   101
Nesselausschlag   103
Gurtdruck   105

Kapitel 9:
Veränderungen am Kot des Pferdes   107

Durchfall   107
Harte, kleine Pferdeäpfel   109

Kapitel 10:
Probleme am Harn- und
Geschlechtssystem   110

Urin oder Harn lassen ungewöhnlich   110

Kapitel 11:
Verschiedene Symptome   112

Fieber   112
Wälzen   115
Kolik   116
Apathisches, niedergeschlagenes
Verhalten   119
Gewichtsverlust   121

Kapitel 12:
Verschiedene Symptome, die zu
ungewöhnlichen Bewegungen führen   124

Abnormale Bewegungen   124
Festliegendes Pferd   126

Umgang mit
VERLETZUNGEN

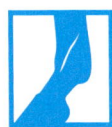

SCHNITTWUNDEN
(Lazerationen)

Sie sehen: Einen Riss oder Schnitt, eventuell mit zerfetzten Wundrändern, der die Haut Ihres Pferdes durchdrungen hat. An den Rändern klebt getrocknetes Blut oder aus der Wunde dringt frisches Blut, so dass nur schwer zu sehen ist, ob auch Gewebe unter der Haut von der Verletzung betroffen sind.

Das könnte bedeuten: Wenn nur die Haut selbst und das Fettpolster darunter betroffen sind, ohne dass größere Blutgefäße oder wichtige Strukturen wie Sehnen, Gelenke, Nerven oder Bänder beschädigt wurden, dann ist die Verletzung mehr ein Schönheitsfehler. Sie könnte Wundheilungsstörungen, z. B. wildes Fleisch, oder eine Narbe hinterlassen, aber ihr Pferd wird langfristig kein Problem damit bekommen. Wenn allerdings wichtige Strukturen betroffen sind, kann die Schnittverletzung ernsthafte – und vielleicht bleibende – Schäden verursachen. Die richtige Behandlung wird Ihnen helfen, das Bestmögliche aus der Verletzung zu machen.

CHECKLISTE:

Besteht eine starke Blutung (1/4 Tasse oder mehr pro Minute)?

 NEIN

 JA Rufen Sie Ihren Tierarzt **gleich** an – vielleicht muss genäht werden, um die Blutung zu stoppen. Blättern Sie zu **Während Sie warten Nr. 1** auf der gegenüberliegenden Seite.

Können Sie in der Wunde weißes Gewebe sehen?

 NEIN

 JA Rufen Sie Ihren Tierarzt **gleich** an – es könnte sich um freigelegte Knochen, Sehnen oder Bänder handeln.

Klaffen die Hautränder auseinander oder lassen sie sich leicht voneinander wegziehen? Liegt die Verletzung so nahe an einem Gelenk, dass sie aufklafft, wenn das Gelenk bewegt wird? Liegt die Verletzung im unteren Beinbereich, also unterhalb von Karpal- oder Sprunggelenk? Ist ein loser Hautlappen entstanden?

 NEIN

 JA Rufen Sie Ihren Tierarzt **gleich** an, wenn Sie irgendeine dieser Fragen mit Ja beantwortet haben – wahrscheinlich sind einige Stiche nötig, um die Wundränder zu stabilisieren, die Narbenbildung zu verringern und/oder wildes Fleisch zu verhindern. Blättern Sie zu **Während Sie warten Nr. 2** auf der gegenüberliegenden Seite.

CHECKLISTE (FORTSETZUNG):

Liegt die Verletzung im oder in der Nähe eines Gelenkbereiches? Sehen Sie eine bernsteingelbe Flüssigkeit austreten oder befinden sich auf dem Pferdefell unterhalb der Wunde weiße angetrocknete Streifen?

 JA Rufen Sie Ihren Tierarzt **gleich** an, wenn Sie eine dieser Fragen mit Ja beantwortet haben – die Verletzung könnte sich auf eine Gelenkkapsel oder eine Sehnenscheide erstrecken.

 NEIN

Betrifft die Verletzung das Pferdegesicht oder ein Auge?

 JA Rufen Sie Ihren Tierarzt **gleich** an – die Wunde muss vermutlich sofort versorgt werden, um Narbenbildung zu vermeiden und die Schäden an wichtigen Geweben so gering wie möglich zu halten. Blättern Sie zu **Während Sie warten** auf S. 60.

 NEIN

Ist der Wundbereich so stark geschwollen, dass Sie sich die Verletzung nicht genau ansehen können? Liegt ein trüber, gelblichweißer Ausfluss vor, oder riecht die Verletzung »verdorben«?

 JA Blättern Sie auf S. 18.

 NEIN

Lässt Ihr Pferd Sie heran, so dass Sie die Wunde versorgen können?

 JA Wenden Sie die Eigenbehandlung von der nächsten Seite an.

 NEIN

Rufen Sie noch heute Ihren Tierarzt an.

Was Ihr Tierarzt vielleicht tun wird: Es kann nötig sein, dass er Ihr Pferd ruhig stellt oder in Narkose legt und/oder das Gewebe betäubt, um Tiefe und Ausmaß der Verletzung genau feststellen zu können und die bestmögliche Versorgung zu erleichtern.

Wenn Ihr Tierarzt es nicht ausdrücklich anordnet, dürfen Sie einem Pferd, das aufgeregt ist, das Angst hat oder das in der letzten halben Stunde gearbeitet wurde, niemals selbst ein Beruhigungsmittel verabreichen. Das Beruhigungsmittel könnte die Herztätigkeit und/oder die Tätigkeit des Atmungsapparates herabsetzen, so dass das Pferd kollabiert (in Ohnmacht fällt). Wenn Ihr Pferd mittels Medikamenten ruhig gestellt werden muss, überlassen Sie die Entscheidung darüber dem Tierarzt.

Während Sie warten Nr. 1:

1. *Beruhigen Sie Ihr Pferd.* Wenn es aufgeregt ist, pumpt sein Herz stärker und sein Blut fließt schneller. Wenn möglich, lassen Sie einen Helfer das Pferd am Halfter festhalten und es beruhigen, während Sie tätig werden.

2. *Bringen Sie direkten Druck auf die Wunde.* Denken Sie nicht darüber nach, ob das Blut aus einer Arterie oder einer Vene kommt – die Behandlung ist dieselbe: Üben Sie auf den Bereich der Verletzung mit Hilfe eines sauberen Polsters Druck aus. Das Polster muss so groß sein, dass es die Wunde und ihre Ränder bedeckt. Aus einem gefalteten Geschirrtuch, einer Einmal-Windel oder einem daumendicken Stapel Mullkompressen können Sie ein geeignetes Polster machen. Wenn Sie einen Kühlbeutel (Cool Pack) zur Hand haben, legen Sie ihn zwischen die Lagen des Druckpolsters mit ein. Damit können Sie die Blutung weiter eindämmen. (Wenn Sie wissen wollen, wie stark Sie drücken müssen, sehen Sie

unter »Wie viel Druck?« auf S. 10 in diesem Kapitel nach.)
Widerstehen Sie der Versuchung, das Polster wieder hochzuheben, um zu sehen, wie stark es noch blutet – damit zerstören Sie nur die Gerinnungsherde, die sich bereits gebildet haben, und damit war Ihre bisherige gute Arbeit umsonst. Wenn das Polster vom Blut durchtränkt wird, ersetzen Sie es nicht. Drücken Sie mindestens 5 Minuten weiter, ohne das Polster zu entfernen. Wenn überall so viel Blut ist, dass Sie nicht sehen können, wo es herkommt, drücken Sie fünf Sekunden lang stark auf den gesamten Bereich, um das Blut kurz zu den Seiten wegzudrücken. Jetzt können Sie das Polster kurz anheben, um herauszufinden, wo das Blut herkommt. Bringen Sie den Druck hauptsächlich auf diese Stelle.

3. *Legen Sie einen Druckverband an.* Nachdem Sie 5 bis 10 Minuten lang gedrückt haben, sollten Sie einen Druckverband anlegen, wenn die Blutung an einer Stelle sitzt, an der man gut einen Verband machen kann. Sonst machen Sie in fünf-Minuten-Schichten mit dem Drücken weiter. Wenn ein Verband mit Blut durchtränkt ist, wickeln Sie einfach eine neue Lage Verbandsmaterial darüber.

4. *Bringen Sie Ihr Pferd in den Stall.* Sorgen Sie dafür, dass es sich wenig bewegt, damit die Bildung von Gerinnungsherden nicht unterbrochen wird.

Während Sie warten Nr. 2:
1. *Kühlen Sie die Verletzung.* Nehmen Sie einen Kühlbeutel, der so groß ist, dass er um mindestens 5 cm über die Wundränder hinausragt. Legen Sie ihn zwischen die Lagen eines sauberen Tuches, das Sie mit der Mitte auf die Wunde legen und dort festhalten. Halten Sie sich an den folgenden Kühlungsplan: 5 Minuten kühlen, 15 Minuten weg mit dem Kühlbeutel. Wiederholen Sie diesen Zyklus noch dreimal oder so lange, bis Ihr Tierarzt eintrifft.

2. *Drücken Sie auf die Wunde.* Während Sie nicht kühlen, nehmen Sie saubere Tücher, Damenbinden oder daumendicke Stapel von Mullkompressen und drücken damit fest auf die Gewebe.

3. *Legen Sie einen Verband an.* Wenn der verletzte Bereich sich gut verbinden lässt (beispielsweise im unteren Beinbereich), bringen Sie die Schnittränder so gut wie möglich dahin, wohin sie hingehören, und legen darüber einen Druckverband an).

Eigenbehandlung:
(Sehen Sie auf der **Checkliste** *auf S. 8 nach, ob eine Eigenbehandlung für die Verletzung Ihres Pferdes in Frage kommt. Wenn die Antworten, die Sie in der Checkliste geben, sich während der Eigenbehandlung zum Schlechteren verändern, rufen Sie den Tierarzt.)*

1. Schritt. *Kühlen Sie die Verletzung.* Legen Sie einen Kühlbeutel zwischen die Lagen eines sauberen Tuches. Legen Sie den eingewickelten Kühlbeutel auf die Wunde und stellen Sie dabei sicher, dass sich in der Umhüllung keine größeren Falten befinden, die dem Pferd unangenehm sein könnten. Halten Sie das Ganze entweder mit der Hand oder mit einer Bandage fünf Minuten lang an dieser Stelle.

2. Schritt. *Säubern Sie die Wunde.* Spülen Sie die Wunde mit kaltem Wasser aus dem Schlauch

---

Wie viel Druck? Probieren Sie Folgendes einmal ungefähr in der Mitte Ihres Oberschenkels aus: drücken Sie so lange herum, bis Sie unter Ihren Fingern die Umrisse des Knochens in Ihrem Oberschenkel spüren können. So stark muss auch der Druck sein, den Sie auf eine blutende Wunde an Ihrem Pferd ausüben. Wie viel Wirkung Sie damit erzielen, hängt weniger von der eigentlichen Druckstärke ab als vielmehr von Ihrer Fähigkeit, den Druck konstant zu halten, ohne den Druckpunkt zu verschieben oder im Druck nachzulassen, und das mindestens fünf Minuten lang.

Vermeiden Sie die Verwendung von antibiotikahaltigen Pudern, Sprays oder Salben, wenn Sie nicht vorher mit Ihrem Tierarzt darüber gesprochen haben. Wenn Antibiotika, in welcher Form auch immer, unbedacht angewendet werden, können sie die Vermehrung widerstandsfähigerer Bakterien begünstigen, die gegen Antibiotika resistent sind.

oder mittels einer Sprühflasche mit selbst gemachter Kochsalzlösung. Sprühen Sie damit eine ganze Minute lang oder so lange, bis die Wunde für das Auge sauber erscheint – je nachdem, was länger dauert.

3. Schritt. *Verbinden Sie die Wunde.*
A. Wenn die Verletzung sich in einem Bereich befindet, in dem man gut einen Verband anlegen kann, und wenn die Umweltbedingungen erwarten lassen, dass Schmutz, Staub und Fliegen in die Wunde kommen, falls sie nicht abgedeckt wird, drücken Sie ein Polster, das nicht auf der Wunde fest klebt (beispielsweise Aluderm-Mullkompressen), direkt darauf. Suchen Sie sich dazu eine Polsterauflage aus, die so groß ist, dass sie einen Finger breit über die Wundränder hinausreicht. Befestigen Sie das Ganze mit Verbandmaterial, je nach betroffener Körperstelle.

B. Wenn die Verletzung sich in einem Bereich befindet, in dem das Anlegen eines Verbandes schwierig ist, und wenn die Umweltbedingungen erwarten lassen, dass Schmutz, Staub und Fliegen in die Wunde kommen, falls sie nicht abgedeckt wird, benutzen Sie eine saubere Mullkompresse oder Ihren Finger und tragen Sie damit eine dünne Schicht eines Medikaments auf, das keine Antibiotika enthält, beispielsweise eine

Salbe, die Povidon-Jod enthält. So erhalten Sie eine Schutzschicht gegen das Eindringen von Keimen. Wenn Fliegen zum Problem werden, tragen Sie als zweite Schicht ein Fliegenabwehrmittel auf, das auf offenen Wunden angewendet werden kann.

C. Wenn weder Verschmutzung noch Fliegen ein Problem darstellen, belassen Sie die Wunde, wie sie ist, damit Luft heran kann.

Schritt 4. *Überprüfen Sie den Tetanus-Impfschutz und lassen ihn gegebenenfalls erneuern.*

Schritt 5. *Wiederholen Sie die Behandlung.* Wiederholen Sie die Schritte 1 bis 3 ein- oder zweimal am Tag, je nachdem, wie schmuddelig, verschmutzt und verkrustet Wunde und Verband geworden sind. Fangen Sie damit an, dass Sie den Verband zweimal am Tag wechseln, um nach der Verletzung sehen zu können. Reduzieren Sie das auf einmal am Tag, wenn Wunde und Verband nur noch leicht feucht werden. (Wenn die Wunde schleimig wird oder seltsam riecht, befragen Sie Ihren Tierarzt wegen einer antibiotikahaltigen Salbe.) Machen Sie das so lange, bis die Verletzung zwischen zwei Verbandwechseln sauber und unverkrustet bleibt (ungefähr 2 bis 3 Wochen).

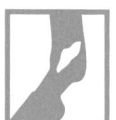

SCHÜRFWUNDEN
(Abrasionen)

Sie sehen: Eine Fleischwunde, in der Haut- und andere Gewebeschichten weggeschabt worden sind. Aus der Wunde sickert Blut oder eine bernsteingelbe Flüssigkeit in kleinen Tröpfchen oder diese Tröpfchen trocknen auf der Wundoberfläche ein.

Das könnte bedeuten: Potenziell kann das eine ernsthafte Verletzung sein, je nachdem, wie tief es ist, wie groß die betroffene Hautfläche ist und ob in das geschädigte Gewebe Fremdkörper eingebettet wurden, beispielsweise kleine Steinchen. Als Faustregel gilt, dass eine Schürfwunde umso anfälliger gegenüber Infektionen ist, je größer und je stärker verschmutzt sie ist. Tiefe Schürfwunden können die Haarbälge und Hautzellen schädigen, so dass Narben entstehen. Wenn Haarbälge beschädigt sind, können die nachwachsenden Haare weiß sein oder es wachsen gar keine Haare mehr nach. Die Versorgung solcher Wunden kann für den Pfleger gefährlich werden, weil die Haut des Pferdes mit schmerzempfindlichen Nervenenden vollgepackt ist, so dass es eine Schürfwunde als sehr schmerzhaft empfindet.

CHECKLISTE:

Geht das Pferd aufgrund der Verletzung lahm?

JA Blättern Sie zu S. 68.

 NEIN

Betrifft die Abschürfung mehr als 15 % der Haut Ihres Pferdes (das ist ungefähr die Fläche einer kompletten Brustkorbseite)?

JA Rufen Sie Ihren Tierarzt **gleich** an – diese Verletzung erfordert wahrscheinlich eine Behandlung, die übermäßigen Flüssigkeitsverlust und Infektionen vermeidet.

 NEIN

Können Sie in der Wunde weißes Gewebe sehen? Befindet sie sich auf einem Gelenk oder in der Nähe eines Gelenks?

JA Rufen Sie Ihren Tierarzt **gleich** an – die Abschürfung könnte tief genug sein, um bis auf den Knochen, eine Sehne oder ein Band zu gehen, oder sie könnte eine Sehnenscheide oder das Gewebe eines Gelenks beschädigt haben.

 NEIN

Haben sich Fremdkörper in die Wunde eingesenkt, die Sie nicht völlig entfernen können (z.B. Steinchen, Schmutz, Holzsplitter)?

JA Rufen Sie Ihren Tierarzt **gleich** an – um eine Infektion zu vermeiden, muss der Schmutz vollständig entfernt werden.

 NEIN

Ist die Wunde (oder ein Teil davon) geschwollen oder fühlt sich heiß an, wenn Sie sie mit dem umliegenden Gewebe vergleichen? Riecht sie »verdorben«, verfärbt sie sich schwärzlich oder läuft weißlicher oder gelblicher Eiter heraus?

JA Rufen Sie Ihren Tierarzt **gleich** an, wenn Sie eine dieser Fragen mit Ja beantwortet haben – die Wunde könnte infiziert sein.

 NEIN

Lässt das Pferd es zu, dass Sie die Wunde behandeln?

JA Wenden Sie die Eigenbehandlung an, siehe weiter unten.

 NEIN

CHECKLISTE (FORTSETZUNG):

Rufen Sie Ihren Tierarzt gleich an. Je eher die Wunde richtig behandelt wird, desto besser sind die Aussichten, dass sie schnell und problemlos heilt.

Was Ihr Tierarzt tun wird: Es kann nötig werden, dass er das Pferd sediert, ihm ein Beruhigungsmittel gibt oder nur die Gewebe betäubt, um Tiefe und Ausmaß der Verletzung genau feststellen zu können und die bestmögliche Behandlung zu erleichtern.

Vermeiden Sie die Verwendung von antibiotikahaltigen Pudern, Sprays oder Salben, wenn Sie nicht vorher mit Ihrem Tierarzt gesprochen haben. Der wahllose Gebrauch von Antibiotika, egal in welcher Form, kann das Wachstum hartnäckiger Bakterien begünstigen, die gegen die Antibiotika resistent sind.

Eigenbehandlung:

*(Sehen Sie auf der **Checkliste** auf der vorigen Seite nach, ob eine Eigenbehandlung für die Verletzung Ihres Pferdes in Frage kommt. Wenn die Antworten, die Sie in der Checkliste geben, sich irgendwann während der Eigenbehandlung zum Schlechteren verändern, rufen Sie den Tierarzt.)*

Schritt 1. *Kühlen Sie die Verletzung.* Damit betäuben Sie die schmerzenden Nervenenden und begrenzen die Schwellung. Machen Sie ein sauberes Tuch nass, legen Sie einen Kühlakku zwischen die Tuchlagen und legen Sie das Ganze über die Wunde, so dass es auf allen Seiten über die Wundränder heraussteht. Halten Sie den Kühlakku 5 Minuten lang dort, entweder mit der Hand oder mittels einer Bandage.

Schritt 2. *Säubern Sie die Wunde.* Besprühen Sie die Verletzung mit kaltem Wasser aus dem Schlauch oder mit einer Sprühflasche, die Sie mit selbst gemachter Salzlösung gefüllt haben. Führen Sie das eine ganze Minute lang durch oder so lange, bis die Wunde für das Auge sauber erscheint – je nachdem, was länger dauert.

Schritt 3. *Legen Sie einen Verband an.* Bestreichen Sie die Wunde mit einer dünnen Schicht einer Salbe, die keine Antibiotika enthält. Gut geeignet ist beispielsweise eine Salbe, die Povidon-Jod enthält, weil Sie damit die Gewebe feucht halten und eine Verschmutzung von außen vermeiden können. Wenn Fliegen ein Problem darstellen, streichen Sie darüber noch eine Schicht mit einem Mittel zur Abwehr von Fliegen, das für den Gebrauch auf offenen Wunden geeignet ist.

Schritt 4. *Überprüfen oder erneuern Sie den Tetanus-Impfschutz.*

Schritt 5. *Bewegen Sie das Pferd täglich.* Tägliche leichte Bewegung im Schritt und im langsamen Trab (Jog) ist ratsam, um die Blutversorgung in dem betroffenen Bereich anzuregen und die Heilung zu beschleunigen. Wenn das Sattel- oder Zaumzeug die Abschürfung berührt, dürfen Sie es nicht benutzen. Reiten Sie ohne Sattel oder bewegen Sie das Pferd an der Hand.

Schritt 6. *Machen Sie damit weiter.* Wiederholen Sie die Schritte 2 und 3 ein- oder zweimal pro Tag, je nachdem, wie schmuddelig, schmutzig oder verkrustet die Wunde wird. Säubern Sie die Verletzung am Anfang zweimal täglich, um den Zustand beurteilen zu können. Wenn der verletzte Bereich nur noch leicht nässt oder verkrustet ist, reicht einmal am Tag. Machen Sie damit weiter, bis die Wunde zwischen den Verbandwechseln sauber und unverkrustet bleibt (ca. 2 bis 3 Wochen lang).

VERBRENNUNGEN
thermische, chemische und elektrische
Verbrennungen sowie Sonnenbrand

Sie sehen: Das Fell kann abgesengt sein oder völlig fehlen. Das Aussehen der Haut kann grob einem der drei folgenden Grade zugeordnet werden:

1. Die offen liegende Haut ist feuerrot, feucht, glatt (ohne Bläschen) und sehr berührungsempfindlich. Wenn man mit dem Finger leicht darauf drückt, wird sie weiß. So stellen sich die meisten Verbrennungen ersten Grades dar.
2. Ebenso wie oben, aber mit Bläschen. Diese Beschreibung trifft auf die meisten Verbrennungen zweiten Grades zu.
3. Die Haut kann unterschiedlich gefärbt sein, von weiß über rot bis schwarz. Normalerweise ist sie trocken und fühlt sich entweder geschmeidig oder ledrig an. Wenn man mit dem Finger darauf drückt, wird sie nicht weiß. Das trifft auf die meisten Verbrennungen dritten Grades zu.

Das könnte bedeuten: Eine Verbrennung kann eine sehr ernsthafte Verletzung sein, je nach Tiefe (Grad) und verbrannter Fläche. Als Faustregel gilt, dass das Risiko von Austrocknung und Infektion umso größer ist, je höhergradig die Verbrennung und je größer die betroffene Fläche ist.

CHECKLISTE:

Betrifft die Verbrennung mehr als 15 % der Haut Ihres Pferdes (das ist ungefähr die Fläche einer Brustkorbseite)? Befinden sich auf der Haut Bläschen oder weist sie eine seltsame Farbe auf (weiß, geschwärzt oder feuerrot), oder ist die Haut aufgeplatzt?

 Rufen Sie Ihren Tierarzt **gleich** an, wenn Sie eine dieser Fragen mit Ja beantwortet haben – das Risiko einer Austrocknung oder Infektion ist hoch.

Erstreckt die Verbrennung sich auf Gesicht, Ohren oder unteren Beinbereich des Pferdes?

 Rufen Sie Ihren Tierarzt **gleich** an – wahrscheinlich ist tierärztliche Behandlung nötig, um Narbenbildung und Funktionsverlust zu vermeiden.

Ist es möglich, dass das Pferd Rauch eingeatmet hat?

 Rufen Sie Ihren Tierarzt **gleich** an – eine Schädigung der Lunge durch das Einatmen von Rauch zeigt sich nicht unbedingt sofort. Ohne entsprechende Behandlung kann es zur Schädigung der Lunge kommen, die tödlich sein kann.

Liegt ein Sonnenbrand auf einem weiß oder gar nicht behaarten Bereich vor? Vergleichen Sie mit anderen, gleichfarbigen Pferden, die ebenso viel in der Sonne waren – ist der Sonnenbrand außergewöhnlich stark? Ist das Weiße im Auge des Pferdes oder sein Zahnfleisch gelblich gefärbt?

 Rufen Sie Ihren Tierarzt **gleich** an, wenn Sie irgendeine dieser Fragen mit Ja beantwortet haben – die Ursache könnte eine Erkrankung sein, durch das Pferd übermäßig empfindlich für Sonnenlicht geworden ist.
Wenden Sie die unten aufgeführte Eigenbehandlung an.

Lässt das Pferd es zu, dass Sie die Wunde behandeln?

Rufen Sie **noch heute** Ihren Tierarzt an.

Was Ihr Tierarzt vielleicht tun wird: Es kann nötig sein, dass er Ihr Pferd ruhig stellt oder in Narkose legt und/oder das Gewebe betäubt, um die Verbrennung behandeln zu können, denn eine Verbrennung ersten oder zweiten Grades kann ungeheuer schmerzhaft sein.

Tragen Sie keine Butter oder andere fetthaltige Salben auf, die die Wärme im Gewebehalten. Benutzen Sie ausschließlich Cremes oder Gels auf Wasserbasis.

Eigenbehandlung:

*(Sehen Sie auf der **Checkliste** auf der vorigen Seite nach, ob eine Eigenbehandlung für die Verbrennung Ihres Pferdes in Frage kommt. Wenn die Antworten, die Sie in der Checkliste geben, sich irgendwann während der Eigenbehandlung zum Schlechteren verändern, rufen Sie den Tierarzt.)*

Schritt 1. *Entfernen Sie die Ursache der Verbrennung.* Wenn der Grund für die Verbrennung Ihres Pferdes sich immer noch in Kontakt mit seiner Haut befindet, so entfernen Sie diesen Grund so schnell wie möglich. Wenn es sich beispielsweise mit heißem Wasser verbrüht hat, so sollten Sie rasch kaltes Wasser über den Bereich laufen lassen, und zwar so vorsichtig, dass Sie die bereits geschädigten Gewebe nicht durch den Wasserdruck weiter schädigen. Wenn die Verbrennung von einer Chemikalie her-rührt, verdünnen oder neutralisieren Sie diese Chemikalie. Bei Sonnenbrand bringen Sie es in den Stall.

Schritt 2. *Kühlen Sie die Verbrennung.* Machen Sie ein sauberes Tuch nass, legen Sie einen Kühlbeutel zwischen die Tuchlagen und legen Sie das Ganze so auf die Wunde, dass die Wundränder überlappt werden. Halten Sie das Tuch 5 Minuten lang mit der Hand oder mittels einer Bandage an dieser Stelle, um die schmerzenden Nervenenden zu betäuben und die Hautschädigungen zu verringern. Lassen Sie die Gewebe 15 Minuten lang ruhen. Dann wiederholen Sie den Zyklus.

Schritt 3. *Säubern Sie die Verbrennung.* Besprühen Sie die Wunde mit kaltem Wasser, säubern Sie sie vorsichtig mit Wasser und Seife und entfernen Sie allen Schmutz. Lassen Sie die Stelle an der Luft trocknen.

Schritt 4. *Verbinden Sie die Wunde.* Legen Sie eine dünne Schicht einer fettfreien, lindernden Wundauflage auf die Wunde, beispielsweise

100 %iges Aloe-vera-Gel zu gleichen Teilen mit Povidon-Jod-haltiger Creme (nicht mit Salbe) gemischt. (Oder lassen Sie sich von Ihrem Tierarzt ein geeignetes Präparat geben.) Dadurch bleiben die Gewebe geschmeidig und reißen nicht ein.

Schritt 5. *Schützen Sie das Pferd vor weiteren Verbrennungen.* Stellen Sie die Ursache für die ursprüngliche Verbrennung ab. Um Ihr Pferd vor weiterem Sonnenbrand zu schützen, halten Sie es unter Dach in einem kühlen, schattigen Stall. Decken Sie den sonnenverbrannten Bereich locker mit einem sonnenundurchlässigen Stoff ab (beispielsweise mit einer Fliegenmaske) oder tragen Sie eine Sonnenschutzcreme ohne zusätzliche Wirkstoffe auf, beispielsweise eine Zinkoxidcreme oder Titandioxid.

Schritt 6. *Machen Sie damit weiter.* Wiederholen Sie die Schritte 3 und 4 ein- oder zweimal am Tag, je nachdem, wie schleimig, schmutzig oder verkrustet der verbrannte Bereich wird. Fangen Sie mit zweimal am Tag an, um die Wunde beurteilen zu können. Reduzieren Sie das auf einmal am Tag, wenn die Verbrennung nur noch leicht feucht wird. Machen Sie mit den Verbandwechseln weiter, bis die Verletzung zwischen den Säuberungen sauber und unverkrustet bleibt (ca. 2 bis 3 Wochen). Entfernen Sie sorgfältig alle Reste des alten Verbandes, bevor Sie neue Creme auftragen.

Gut zu wissen:

Einige mögliche Gründe für eine Überempfindlichkeit gegen Sonnenlicht sind

- die Aufnahme von Johanniskraut
- die Aufnahme von Buchweizen
- die Aufnahme von Kreuzkraut und Hundszunge
- Lebererkrankung

STICHWUNDEN

Sie sehen: Eine Fleischwunde mit einem oder mehreren Löchern darin, die tiefer in die Gewebe des Pferdes vordringen. Der Bereich rund um das Loch oder die Löcher kann geschwollen sein, und es kann ein Ausfluss oder ein übler Geruch vorliegen.

Das könnte bedeuten: Eine Stichwunde ist potenziell eine ernsthafte Verletzung, je nachdem, wo sie sitzt und wie tief sie ist. Stichwunden können direkt innere Strukturen betreffen und Bakterien tief in die Gewebe einschleusen, wo eine Infektion verheerende Schäden anrichten kann. Vor allem muss man bei Stichwunden an die Gefahr einer Tetanus-Infektion denken, weil die verursachenden Bakterien – *Clostridium tetani* – sich in den tiefen, dunklen, von der Luft abgeschnittenen Löchern einer Stichwunde gut vermehren können. Stichwunden können auch von einem Schlangenbiss hervorgerufen werden, der dann gefährlich wird, wenn es sich um eine Giftschlange handelt. Löcher, die wie eine Stichwunde aussehen, können auch von einem inneren Problem herrühren anstatt von einer äußeren Verletzung. So kann das Loch beispielsweise der Ausgang eines Drainageloches sein, das sich von einer inneren Infektion ausgehend nach außen gebildet hat, um den Druck und den Schmutz abzuleiten. Es kann sich auch um das Atem- oder Schlupfloch einer wandernden Dassellarve handeln.

CHECKLISTE:

Blutet die Wunde stark (1/4 Tasse oder mehr pro Minute)?

 JA Rufen Sie Ihren Tierarzt **gleich** an – er muss vielleicht nähen, um die Blutung zu stoppen. Blättern Sie zu **Während Sie warten** auf der nächsten Seite.

 NEIN

Kann man von außen sehen, dass Gewebeschäden vorliegen, also Gewebezerreißung, Fehlen von Stücken, ein Gewebelappen, versengtes Gewebe an den Lochrändern oder Ein- und Ausschusslöcher?

 JA Rufen Sie Ihren Tierarzt **gleich** an – je mehr Gewebe durch ein Trauma geschädigt wurde, ob nun durch einen Schuss oder durch eine andere Ursache, desto größer ist das Risiko von Infektionen und bleibenden Behinderungen.

 NEIN

Erscheinen die Gewebe in der Nähe der Wunde ausgesprochen schlaff? Wenn die Verletzung ein Bein betrifft, knickt es ein oder ist es stark lahm (S. 64)?

 JA Rufen Sie Ihren Tierarzt **gleich** an – Nerven und Stützgewebe (Knochen, Sehnen, Bänder) könnten geschädigt sein.

 NEIN

Befindet sich die Verletzung im Gelenkbereich oder in der Nähe eines Gelenks?

 JA Rufen Sie Ihren Tierarzt **gleich** an – die Wunde kann in das Gelenk oder die Sehnenscheide vorgedrungen sein.

 NEIN

Befindet sich die Verletzung an der Unterseite von Kehle oder Hals?

 JA Rufen Sie Ihren Tierarzt **gleich** an – lebenswichtige Strukturen in diesem Bereich können geschädigt oder von Verschmutzung und Infektion bedroht sein.

 NEIN

Befindet sich die Verletzung am Huf?

Blättern Sie zu S. 88.

 NEIN

CHECKLISTE (FORTSETZUNG):

Sind 2 kleine Löcher erkennbar, in ungefähr 1 bis 11/2 Zentimeter Abstand?

 JA Rufen Sie Ihren Tierarzt **gleich** an – es könnte sich um einen Schlangenbiss handeln. Wenn die Schlange giftig war und der Biss sich am Pferdemaul befindet, könnte die entstehende Schwellung die Atmung behindern.

 NEIN

Können Sie einen Fremdkörper sehen?

 JA Rufen Sie Ihren Tierarzt **gleich** an – wenn möglich, lassen Sie den Gegenstand, wo er ist, damit der Tierarzt sehen kann, wie tief er eingedrungen ist, in welche Richtung, und welche wichtigen Strukturen sich in diesem Bereich befinden. Außerdem kann er den Fremdkörper mit möglichst wenig zusätzlicher Verletzung entfernen.

 NEIN

Befindet die Wunde sich am Gesicht des Pferdes in der Nähe der Jochbeine oder unter dem Unterkiefer? Läuft eine weiße oder gelbe, übel riechende Flüssigkeit heraus?

 JA Rufen Sie **noch heute** Ihren Tierarzt an.

 NEIN

Ist die Wunde heiß, geschwollen oder berührungsempfindlich? Läuft eine weißliche oder gelbliche Flüssigkeit heraus?

 JA Blättern Sie zu S. 18.

 NEIN

Befindet das Loch sich an einer Halsseite, in der Nähe des Widerrists, am Rücken oder auf der Kruppe? Sieht es erstaunlich gutartig aus, kaum oder überhaupt nicht blutig oder geschwollen?

 JA Rufen Sie Ihren Tierarzt an und lassen Sie sich beraten, oder machen Sie einen Termin aus – es könnte sich um das Atemloch einer Hautdassel handeln. Siehe »Vorbeugung gegen Hautdasseln« auf der folgenden Seite.

NEIN

Führen Sie eine Eigenbehandlung durch.

Was Ihr Tierarzt tun wird: Es kann sein, dass er dem Pferd ein Beruhigungsmittel geben muss, um Zähne und Maul gründlich und sicher untersuchen zu können oder um die Muskeln des Pferdes zu entspannen, um so mit geringerem Risiko eine Magensonde legen oder ein Endoskop einführen zu können.

Wenn Ihr Tierarzt es nicht ausdrücklich anordnet, dürfen Sie einem Pferd, das aufgeregt ist, das Angst hat oder das in der letzten halben Stunde gearbeitet wurde, niemals selbst ein Beruhigungsmittel verabreichen. Das Beruhigungsmittel könnte die Herztätigkeit und/oder die Tätigkeit des Atmungssystems herabsetzen, so dass das Pferd kollabiert. Wenn Ihr Pferd ruhig gestellt werden muss, überlassen Sie die Entscheidung darüber dem Tierarzt.

Vermeiden Sie es, unter Druck Wasser, Wasserstoffperoxid, Kochsalzlösung oder irgendetwas anderes direkt in eine Stichwunde zu sprühen. Anstatt die Wunde zu reinigen, könnten Schmutzstoffe dadurch tiefer in sie hineingedrückt werden und dort eine Infektion verursachen.

Vermeiden Sie die Verwendung von antibiotikahaltigen Pudern, Sprays oder Salben, wenn Sie nicht vorher mit Ihrem Tierarzt gesprochen haben. Der wahllose Gebrauch von Antibiotika, egal in welcher Form, kann das Wachstum hartnäckiger Bakterien begünstigen, die gegen die Antibiotika resistent sind.

Während Sie warten:

1. *Beruhigen Sie Ihr Pferd.* Wenn es aufgeregt ist, pumpt sein Herz stärker und sein Blut fließt schneller. Wenn möglich, lassen Sie einen Helfer das Pferd festhalten und es beruhigen, während Sie tätig sind.

2. *Bringen Sie direkten Druck auf die Wunde.* Denken Sie nicht darüber nach, ob das Blut aus einer Arterie oder einer Vene kommt – die Behandlung ist dieselbe: üben Sie auf den Bereich der Verletzung mit Hilfe eines sauberen Polsters Druck aus. Das Polster muss so groß sein, dass es die Wunde und ihre Ränder bedeckt. Aus einem gefalteten Geschirrtuch, einer Einmal-Windel oder einem daumendicken Stapel Mullkompressen können Sie ein geeignetes Polster machen. Wenn Sie einen Kühlbeutel zur Hand haben, legen Sie ihn zwischen die Lagen des Druckpolsters mit ein. Damit können Sie die Blutung weiter eindämmen. (Wenn Sie wissen wollen, wie stark Sie drücken müssen, sehen Sie unter »Wie viel Druck?« auf S. 10 nach.) Widerstehen Sie der Versuchung, das Polster wieder hochzuheben, um zu sehen, wie stark es noch blutet – damit zerstören Sie nur die Gerinnungsherde, die sich bereits gebildet haben. Wenn das Polster vom Blut durchtränkt wird, ersetzen Sie es nicht. Drücken Sie mindestens 5 Minuten weiter, ohne das Polster zu entfernen.

Wenn überall so viel Blut ist, dass Sie nicht sehen können, wo es herkommt, drücken Sie fünf Sekunden lang stark auf den gesamten Bereich, um das Blut kurz zu den Seiten wegzudrücken. Jetzt können Sie das Polster kurz anheben, um herauszufinden, wo das Blut herkommt. Bringen Sie den Druck hauptsächlich auf diese Stelle.

3. *Legen Sie einen Druckverband an.* Nachdem Sie 5 bis 10 Minuten gedrückt haben, sollten Sie einen Druckverband anlegen, wenn die Blutung an einer Stelle sitzt, an der man gut einen Verband machen kann. Sonst machen Sie in fünf-Minuten-Sitzungen mit dem Drücken weiter.

4. *Bringen Sie Ihr Pferd in den Stall.* Sorgen Sie dafür, dass es sich wenig bewegt, damit die Bildung von Gerinnungsherden nicht unterbrochen wird.

Vorbeugung gegen Hautdasseln:

Schätzen Sie zunächst das Gewicht Ihres Pferdes. Geben Sie dem Pferd die nach seinem Gewicht errechnete Dosis einer Wurmpaste mit Ivermectin oder Moxidectin (Sie erhalten diese bei Ihrem Tierarzt), um die Hautdassellarven abzutöten, noch bevor sie groß genug sind, um Hautläsionen hervorzurufen. Lassen Sie Ihr Pferd nicht mit Rindern zusammen, die von Natur aus Wirtstiere für Hautdasseln sind. Betreiben Sie eine intensive Insektenbekämpfung.

Eigenbehandlung:

(Wenn die Antworten, die Sie in der Checkliste geben, sich irgendwann während der Eigenbehandlung zum Schlechteren verändern, rufen Sie den Tierarzt.)

Schritt 1. *Kühlen Sie die Verletzung.* Suchen Sie sich einen Kühlbeutel, der groß genug ist, um mindestens 5 cm über die Wundränder hinaus zu reichen. Legen Sie ihn zwischen die Lagen eines sauberen Tuches, legen Sie dieses mit der Mitte über die Wunde und drücken Sie sanft darauf. So begrenzen Sie die Schwellung. Kühlen Sie 5 Minuten, dann lassen Sie den Bereich 15 Minuten ruhen. Wiederholen Sie dieses Zyklus noch dreimal, so dass Sie 1 Stunde lang gekühlt haben.

Schritt 2. *Säubern Sie die Wunde.* Besprühen Sie die Verletzung vorsichtig mit kaltem Wasser aus dem Schlauch, und zwar eine Minute lang oder bis die Wunde augenscheinlich sauber ist.

Schritt 3. *Legen Sie einen Verband an.* Streichen Sie eine dünne Schicht einer Salbe ohne Antibiotika (beispielsweise eine Salbe auf der Basis von Povidon-Jod) auf die Wunde, um die Gewebe zu schmieren und zu desinfizieren, und achten Sie dabei darauf, das Loch nicht zu verschließen (das könnte die Drainage verhindern). Wenn Fliegen ein Problem darstellen, streichen Sie darüber noch ein Mittel zur Abwehr von Fliegen, das für den Gebrauch auf offenen Wunden geeignet ist.

Schritt 4. *Überprüfen Sie den Tetanus-Impfschutz und lassen ihn erneuern.*

Schritt 5. *Machen Sie weiter.* Wiederholen Sie die Schritte 2 und 3 ein- oder zweimal täglich, je nachdem, wie klebrig, schmutzig oder verkrustet die Wunde wird. Machen Sie das am Anfang zweimal täglich, um die Wunde überprüfen zu können. Wenn sie nur noch leicht nässt, reicht einmal pro Tag. Machen Sie weiter, bis die Wunde zwischen den Reinigungen sauber und unverkrustet bleibt (ca. 1 Woche).

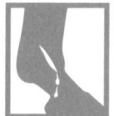

Heiße, geschwollene, empfindliche
oder nässende

WUNDEN

Sie sehen: Eine kleine Fleischwunde, die angeschwollen und warm geworden ist. Das Pferd hat etwas dagegen, sich an dieser Stelle berühren zu lassen, und es kann Ausfluss aus der Wunde vorliegen.

Das könnte bedeuten: Diese Anzeichen können bedeuten, dass die Wunde infiziert ist, aber das muss nicht sein. Erwärmung, Schwellung, Schmerzhaftigkeit und das Austreten von Flüssigkeiten können normale Bestandteile einer unkomplizierten Entzündung sein, ein notwendiger Schritt im Heilungsprozess – es kommt darauf an, wie lange dieser Zustand anhält, wie der Ausfluss aussieht und wo er herkommt. Diese Anzeichen können aber auch die Entwicklung einer Infektion signalisieren, die die Heilung verzögert, mit dem Risiko der Narbenbildung verbunden ist und sich im Körper auf andere Stellen ausweiten kann.

CHECKLISTE:

Verweigert das Pferd sein Futter, ist es teilnahmslos oder hat es Fieber?

 Rufen Sie Ihren Tierarzt **gleich** an – die Infektion könnte sich ins Blut ausgebreitet haben (Blutvergiftung).

Geht das Pferd lahm? Sitzt die Verletzung an einem Gelenk oder in der Nähe eines Gelenks?

 Rufen Sie Ihren Tierarzt **gleich** an, wenn Sie eine dieser Fragen mit Ja beantwortet haben – ein Muskel, ein Gelenk oder eine Sehnenscheide könnte betroffen, verletzt oder infiziert sein.

Werden Wärmeentwicklung, Schmerzhaftigkeit und Schwellung am dritten Tag nach der Verletzung noch stärker? Läuft aus der Wunde eine dickliche, eiterähnliche, weiße, gelbe oder grüne Substanz?

 Rufen Sie **noch heute** Ihren Tierarzt an, wenn Sie eine dieser Fragen mit Ja beantwortet haben – die Verletzung könnte infiziert sein und muss möglicherweise chirurgisch versorgt oder gespült werden, damit die Flüssigkeit abfließen kann.

Haben sich Gewebelappen gebildet? Sind Teile der Wunde kalt, hart oder fühlen sich matschig an?

 Rufen Sie **noch heute** Ihren Tierarzt an – totes oder absterbendes Gewebe muss entfernt werden, damit die Heilung voranschreiten kann.

Liegt die Wunde über einem knöchernen Bereich mit geringer Abpolsterung durch Gewebe, wie beispielsweise im unteren Beinbereich oder am Schädel?

 Rufen Sie **noch heute** Ihren Tierarzt an – es könnte sein, dass ein Knochensplitter die Heilung behindert (Sequester).

Ist es möglich, dass sich in der Wunde ein Holzsplitter, Steinchen oder andere Fremdkörper befinden?

 Rufen Sie **noch heute** Ihren Tierarzt an – die Wunde wird nicht heilen, solange noch Fremdkörper in ihr festsitzen.

CHECKLISTE (FORTSETZUNG):

Liegt die Wunde am oder in der Nähe des Widerrists?

 Rufen Sie **noch heute** Ihren Tierarzt an – es könnte sich um eine Widerristfistel handeln.

Lässt Ihr Pferd es zu, dass Sie die Wunde behandeln?

 Wenden Sie die unten beschriebene Eigenbehandlung an.

Rufen Sie Ihren Tierarzt noch heute an und vereinbaren Sie einen Termin.

Was Ihr Tierarzt vielleicht tun wird: Er kann die Ursache oder das Ausmaß der Verletzung mittels einer Röntgenuntersuchung oder durch einen diagnostischen Eingriff feststellen.

Eine Widerristfistel kann durch Bakterien verursacht werden, die auch den Menschen infizieren können. Vermeiden Sie es, mit der herauslaufenden Flüssigkeit die Haut, Kleidung oder Haustiere zu benetzen. Desinfizieren Sie alles, was mit dem Ausfluss in Berührung gekommen ist.

Eigenbehandlung:

*(Sehen Sie auf der **Checkliste** nach, ob eine Eigenbehandlung für die Wunde Ihres Pferdes in Frage kommt. Wenn die Antworten, die Sie in der Checkliste geben, sich irgendwann während der Eigenbehandlung zum Schlechteren verändern, rufen Sie den Tierarzt.)*

Schritt 1. *Säubern Sie die Wunde.* Spülen Sie die Wunde vorsichtig mit kaltem Wasser aus dem Schlauch oder mit einer Sprühflasche mit selbst gemachter Salzlösung. Sprühen Sie eine Minute lang oder so lange, bis die offen liegenden Gewebe augenscheinlich sauber sind, je nachdem, was länger dauert.

Schritt 2. *Führen Sie eine stimulierende Wärmebehandlung durch.* Um das Immunsystem des Pferdes an der betroffenen Stelle anzuregen, stellen Sie eine heiße Bittersalzlösung her (Sie sollten gerade noch die Hand hineinhalten können). Nehmen Sie ein sauberes Tuch, das so groß ist, dass es 5 cm über die Wundränder hinausragt, wenn Sie es zweimal gefaltet haben. Falten Sie das Tuch, tauchen Sie es in die Bittersalzlösung, damit es sich vollsaugen kann, und legen Sie es auf die Wunde. Halten Sie es dort 15 Minuten lang fest und machen Sie es immer wieder nass, damit es warm bleibt.

Schritt 3. *Legen Sie einen Breiumschlag an.* Legen Sie einen nicht reizenden Breiumschlag auf die Wunde, so dass die Wundränder um 5 cm überlappt werden.

Schritt 4. *Überprüfen Sie den Tetanus-Impfschutz und lassen ihn gegebenenfalls erneuern.*

Schritt 5. *Machen Sie damit weiter.* Wiederholen Sie die Schritte 1 bis 3 dreimal täglich, bis der Ausfluss aus der Wunde sich von Eiter zu einer klaren, bernsteingelben Flüssigkeit verändert. Machen Sie dann weiter wie unter »Eigenbehandlung« auf S. 9 beschrieben.

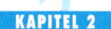
Probleme im
MAULBEREICH

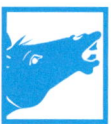

SCHLECHTER ATEM

Sie riechen: Einen starken, unangenehmen Geruch, der an verfaulendes Fleisch oder an Mottenkugeln erinnert.

Das könnte bedeuten: Schlechter Atem. Das kann etwas Ernsthaftes bedeuten, weil schlechter Geruch auf das Vorhandensein von verrottendem Gewebe hindeutet. Es kann sich auch um ein Zahnproblem handeln. Die Abbauprozesse können aber auch anderswo stattfinden.

CHECKLISTE

Bewegt das Pferd das Maul auch dann, wenn es nicht frisst, oder hält es den Kopf beim Fressen schief?

 NEIN

 JA Rufen Sie **noch heute** Ihren Tierarzt an — es könnte sich um einen Fremdkörper oder eine Verletzung im Pferdemaul handeln.

Verweigert das Pferd das Futter, ist es lustlos oder hat es Fieber?

 NEIN

 JA Rufen Sie **noch heute** Ihren Tierarzt an — es könnte ein Schmerz oder eine Infektion sein, der oder die vielleicht gar nichts mit dem Maulbereich zu tun hat.

Hat das Pferd Gewicht verloren?

 NEIN

 JA Rufen Sie **noch heute** Ihren Tierarzt an — es könnte sich um eine Erkrankung oder um Abbauprozesse im vorderen Teil des Verdauungstraktes handeln.

Schlägt das Pferd mit dem Kopf, wenn man die Zügel annimmt? Lässt es Heuwickel fallen? Zuckt es plötzlich zurück, wenn es kaltes Wasser säuft? Speichelt oder schlabbert es?

 NEIN

 JA Rufen Sie **noch heute** Ihren Tierarzt an, wenn Sie eine dieser Fragen mit Ja beantwortet haben — es könnte sich um ein Zahnproblem handeln.

CHECKLISTE (FORTSETZUNG):

Sehen Sie eine Schwellung im Gesicht des Pferdes? Erscheint sein Gesicht unsymmetrisch? Hat es eine verkrustete oder nässende Wunde im Gesicht? Sehen Sie einen übel riechenden Nasenausfluss?

 Rufen Sie **noch heute** Ihren Tierarzt an, wenn Sie eine dieser Fragen mit Ja beantwortet haben – es könnte sich um einen Abszess an einer Zahnwurzel oder eine Infektion der Nasennebenhöhlen handeln.

Machen Sie mit Ihrem Tierarzt einen Termin aus. Es könnte sich um das Frühstadium einer Zahnbettentzündung handeln.

Was Ihr Tierarzt vielleicht tun wird:
• Es kann sein, dass er dem Pferd ein Beruhigungsmittel geben muss, um die gründliche und sichere Überprüfung von Zähnen und Maul des Pferdes zu erleichtern.
• Er kann eine Röntgenaufnahme machen, wenn Verdacht auf eine abgebrochene Zahnwurzel, einen Abszess oder ein Problem mit den Nasennebenhöhlen besteht.

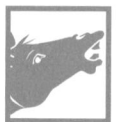

UNFÄHIGKEIT, ZU FRESSEN

Sie sehen: Das Pferd verhält sich hungrig. Es interessiert sich für sein Futter, dreht sich aber, kurz nachdem es das Maul zum Fressen gesenkt hat, wieder weg.

Das könnte bedeuten: Die Unfähigkeit, Futter aufzunehmen, zu kauen oder zu schlucken, könnte ein Zeichen für ein ernsthaftes Problem sein. Das Pferd kann buchstäblich verhungern, wenn man das Problem nicht früh genug erkennt. Bestimmte Nervenprobleme, welche die Nerven von Lippen und Zunge betreffen, können aber auch andere Nerven in Mitleidenschaft ziehen, welche die Laufbahn Ihres Pferdes bedrohen können – und auch sein Leben.

CHECKLISTE:

Kommt aus den Nüstern Ihres Pferdes ein Ausfluss, der mit Futter vermengt ist?

 NEIN

 JA   Rufen Sie Ihren Tierarzt **gleich** an – es könnte sich um eine Schlundverstopfung oder um eine Nervenschädigung handeln, die das normale Schlucken nicht mehr zulässt.

Wiehert das Pferd, beobachtet es Sie interessiert oder zeigt es sich anderweitig interessiert, wenn Sie Futter bringen?

 NEIN

 JA   Rufen Sie Ihren Tierarzt **gleich** an – Appetitlust kann eine allgemeine Erkrankung bedeuten.

Ist der Gang Ihres Pferdes nicht normal? Sieht es aus, als sei es betrunken oder schwach oder als sei ihm schwindlig? Hat es Zugang zu Giftpflanzen?

 NEIN

 JA   Rufen Sie Ihren Tierarzt **gleich** an, wenn Sie eine dieser Fragen mit Ja beantwortet haben – es könnte sich um eine Vergiftung oder um eine Erkrankung des Zentralnervensystems handeln. (Siehe VORSICHT, S. 23.)

Gibt es im Gesicht Ihres Pferdes Bereiche, die herunterhängen? Lässt es die Zunge aus dem Maul hängen? Hatte es innerhalb der letzten Woche eine Vollnarkose? Trägt es ständig ein Halfter?

 NEIN

 JA   Rufen Sie Ihren Tierarzt **gleich** an, wenn Sie eine dieser Fragen mit Ja beantwortet haben – es könnte sich um eine Schädigung eines oder mehrerer Gesichtsnerven des Pferdes handeln, die von einer Verletzung oder Erkrankung herrühren kann.

Macht das Pferd Heuwickel? Zuckt es beim Trinken plötzlich vor dem Wasser zurück? Hält es beim Fressen den Kopf schief?

 NEIN

 JA   Rufen Sie **noch heute** Ihren Tierarzt an, wenn Sie eine dieser Fragen mit Ja beantwortet haben – es könnte sich um ein schmerzhaftes Zahn- oder Kieferproblem handeln.

Machen Sie mit Ihrem Tierarzt einen Termin aus.

Was Ihr Tierarzt vielleicht tun wird: Bei Verdacht auf Brüche oder Infektionen der Zahnwurzeln, des Schädels oder des Kiefers kann er eine Röntgenaufnahme des Pferdekopfes anfertigen.

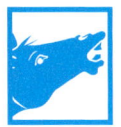

Fallen lassen oder Ausspucken
VON FUTTER
(Heuwickel)

Sie sehen: Zusammengeballtes, teilweise gekautes Futter auf dem Boden oder in der Krippe.

Das könnte bedeuten: Eines von zwei Dingen könnte zutreffen: das Pferd könnte Schwierigkeiten beim Kauen oder Schwierigkeiten beim Schlucken haben und beides könnte auf ein ernsthaftes ursächliches Problem hindeuten.

CHECKLISTE:

Zeigt das Pferd weniger Appetit als sonst? Hat es Fieber? Zeigt es ungewöhnliches Verhalten wie Kreislaufen, Teilnahmslosigkeit oder Aggression oder drückt es den Kopf gegen Oberflächen?

 NEIN

 JA Rufen Sie Ihren Tierarzt **gleich** an, wenn Sie eine dieser Fragen mit Ja beantwortet haben – es könnte sich um eine Erkrankung des Zentralnervensystems handeln (siehe VORSICHT weiter unten).

Hängen eines oder beide Ohren oder Augen herunter? Erscheint das Maul zu einer Seite verzogen? Speichelt das Pferd stark? Sehen Sie einen dicken Ausfluss, ständig oder gelegentlich, aus einer oder aus beiden Nüstern?

 NEIN

 JA Rufen Sie **noch heute** Ihren Tierarzt an, wenn Sie eine dieser Fragen mit Ja beantwortet haben – es könnte sich um eine Infektion des Luftsacks handeln, oder einer oder mehrere Gesichtsnerven könnten geschädigt sein.

Hat das Pferd übel riechenden Atem?

 NEIN

 JA Blättern Sie zu S. 22.

Hat das Pferd an Gewicht verloren?

 NEIN

 JA Rufen Sie **noch heute** Ihren Tierarzt an – es könnte sich um ein ernsthaftes Zahnproblem handeln.

Rufen Sie **noch heute** Ihren Tierarzt an und vereinbaren Sie einen Termin – es könnte sich um ein Zahnproblem handeln.

Unter den möglichen Ursachen für Speichelfluss, die Unfähigkeit zu schlucken, Verhaltensänderungen oder ungewöhnliche Gänge befindet sich auch eine seltene, aber berüchtigte: die Tollwut. Wenn Tollwut im Falle Ihres Pferdes in Frage kommt, sollten Sie kein Risiko eingehen, sondern Vorsichtsmaßnahmen ergreifen:
1. Vermeiden Sie jeden Kontakt mit dem Pferd, der nicht unbedingt notwendig ist.
2. Wenn Sie mit Ihrem Pferd umgehen müssen, waschen Sie die Hände gründlich und ziehen Sie dann wasserdichte Handschuhe an (beispielsweise AIDS-Handschuhe oder Haushalts-Gummihandschuhe). Schützen Sie auch alle anderen Körperteile vor Kontakt mit dem Speichel des Pferdes.
3. Seien Sie auf ungewöhnliches Verhalten gefasst (Tollwut kann Aggressionen oder einen Koordinationsmangel verursachen) und halten Sie sich außerhalb der Gefahrenzone auf.

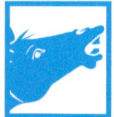

Herabhängende
ZUNGE

Sie sehen: Die Zunge des Pferdes ist außerhalb des Mauls zu sehen.

Das könnte bedeuten: Es könnte eine Art von nervösem Verhalten sein. Bei manchen Pferden ist Zungenstrecken und Zungenschlagen etwas Ähnliches wie Daumenlutschen oder Nägelkauen beim Menschen und deutet an, dass Sie an der Haltung etwas verändern müssen (mehr Koppelgang, mehr Arbeit, weniger Stallstehen und weniger Müßiggang). Es könnte auch bedeuten, dass der Hauptnerv der Zunge geschädigt ist. Dieser Zustand kann dauerhaft sein, muss es aber nicht. Wenn die Zungenfunktion nicht normal ist, kann das Pferd nicht richtig fressen, so dass sein Zustand sich rapide verschlechtern kann.

CHECKLISTE:

Zeigt das Pferd ungewöhnliches Verhalten wie Teilnahmslosigkeit, Torkeln oder unbegründete Aufregung, oder drückt es den Kopf gegen irgendwelche Gegenstände?

 NEIN

 JA Rufen Sie Ihren Tierarzt **gleich** an, wenn Sie eine dieser Fragen mit Ja beantwortet haben – es könnte sich um eine Erkrankung oder Verletzung des Zentralnervensystems handeln, beispielsweise um Tollwut (siehe VORSICHT auf der gegenüberliegenden Seite).

Ist das Pferd schwach? Schlurft es beim Gehen im Schritt? Knicken ihm die Beine in den Gelenken weg?

 NEIN

 JA Rufen Sie Ihren Tierarzt **gleich** an, wenn Sie eine dieser Fragen mit Ja beantwortet haben – es könnte sich um eine Bleivergiftung, um Botulismus oder um eine Mutterkornvergiftung handeln.

Hängt dem Pferd das Maul offen? Legt es den Kopf schief und kaut, als ob ihm etwas im Rachen stecken geblieben wäre? Erscheinen die Muskeln in Lippen und Kiefer wie hölzern oder erstarrt?

 NEIN

 JA Rufen Sie Ihren Tierarzt **gleich** an, wenn Sie eine dieser Fragen mit Ja beantwortet haben – es könnte sich um eine Gehirnschädigung aufgrund einer Vergiftung mit bestimmten Pflanzen handeln, oder es könnte ihm etwas im Maul stecken geblieben sein.

Zeigt sich das Zungenschlagen ständig, ist es also nicht an Aufregung oder Nervosität gekoppelt?

 NEIN

 JA Rufen Sie Ihren Tierarzt **gleich** an – es könnte sich um eine Gehirnerkrankung handeln (auch um Tollwut), oder um eine Verletzung von Gehirn oder Kopfnerven.

Rufen Sie **noch heute** Ihren Tierarzt an und vereinbaren Sie einen Termin.

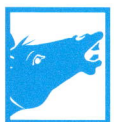

Abwehr gegen das
GEBISS

Sie sehen: Das Pferd wehrt sich dagegen, ein Gebiss ins Maul zu nehmen, es legt nach dem Einlegen des Gebisses wütend die Ohren zurück, oder es kaut ständig auf dem Gebiss herum.

Das könnte bedeuten: Es könnte ein Anzeichen dafür sein, dass das Gebiss schlecht passt. Das Pferd könnte das Gebiss im Maul aber auch als unangenehm empfinden, weil ein tieferliegendes Problem besteht, das sich verschlechtern könnte, wenn es nicht entsprechend behandelt wird.

CHECKLISTE:

Sehen Sie sich Ihr Pferd von vorne an. Sehen Sie an seinem Gesicht Züge, die nicht symmetrisch sind? Sind Maul oder eine Nüster nach einer Seite verzogen? Wirkt ein Auge herabhängend? Reagiert es ebenso heftig, wenn man ihm ein Zaumzeug ohne Gebiss anlegt?

 Rufen Sie **noch heute** Ihren Tierarzt an, wenn Sie eine dieser Fragen mit Ja beantwortet haben – es könnte sich um eine Verletzung oder Reizung von Gesichtsnerven handeln, die zu Prickeln oder Schmerzen führen, wenn die Nerven vom Gebiss berührt werden. Auch eine Verletzung der Gesichtsknochen ist möglich.

Hat das Pferd einen übel riechenden Atem? Lässt es Futter fallen? Hält es beim Kauen den Kopf schief? Zuckt es plötzlich zurück, wenn es kaltes Wasser säuft?

 Rufen Sie **noch heute** Ihren Tierarzt an – es könnte sich um Wolfszähne handeln, die gerade geschoben werden, oder um eine Verletzung oder Erkrankung im Maul.

Zuckt das Pferd zusammen oder weicht es aus, wenn Sie mit der Hand an der Unterseite des Kinns oder des Kiefers entlangstreichen? Können Sie dort Wärmeentwicklung, Ausfluss oder Schwellung feststellen?

 Rufen Sie **noch heute** Ihren Tierarzt an – es könnte sich um ein Problem in den Zahnwurzeln, im Unterkieferknochen oder im weichen Gewebe unter dem Kinn, verschlimmert durch einen Kinnriemen, handeln.

Hört das Problem auf, wenn Sie auf ein weicheres Gebiss und ein anderes Zaumzeug umsteigen?

 Sprechen Sie mit einem Experten für Ausbildung oder Ausrüstung von Pferden. Es könnte ein Problem mit einem schlecht angepassten Zaumzeug oder einem schlecht passenden oder zu scharfen Gebiss vorliegen.

Rufen Sie Ihren Tierarzt an und vereinbaren Sie einen Termin.

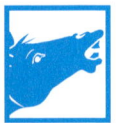

Zurückzucken beim Saufen
VON WASSER

Sie sehen: Das Pferd verhält sich durstig, scheut aber vor der Wasserquelle zurück, als ob es Angst davor hätte.

Das könnte bedeuten: Dieses Verhalten deutet an, dass das Trinken für das Pferd irgendwie schmerzhaft oder angsteinflößend ist. Es kann rasch zur Dehydratation kommen.

CHECKLISTE:

Besteht zur Wasserquelle Ihres Pferdes eine Verbindung mit Elektrizität, entweder absichtlich (Wasserheizer o. ä.) oder unabsichtlich (fehlerhafte Verkabelung oder Erdung von elektrischen Einrichtungen in der Nähe)?

 JA Rufen Sie **gleich** jetzt einen Elektriker, wenn Sie sich auch nur im geringsten unsicher sind. Sperren Sie den Zugang zur Tränke und stellen Sie für die Zwischenzeit das Wasser anderweitig bereit.

 NEIN

Rufen Sie **noch heute** Ihren Tierarzt an – es könnte sich um ein Zahnproblem handeln, durch das das Pferd auf Kälte empfindlich reagiert. Bieten Sie in der Zwischenzeit körperwarmes Wasser (37–38 °C) neben der üblichen Wasserquelle mit Wasser von Raumtemperatur an.

Wussten Sie schon …

Ein durchschnittliches Pferd von 500 kg Körpergewicht trinkt an einem Tag, an dem es nichts tut, 25 bis 40 Liter Wasser. An Tagen, an denen es schwitzt, sei es wegen hoher Umgebungstemperatur oder wegen seiner Arbeitsbelastung, kann seine Wasseraufnahme sich verdoppeln oder sogar verdreifachen.

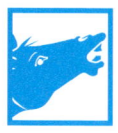

SCHRÄGHALTEN DES KOPFES
beim Kauen

Sie sehen: Beim Kauen hält das Pferd den Kopf schief, und zwar meist öfter zur einen Seite als zur anderen.

Das könnte bedeuten: Es deutet an, dass das Pferd beim Kauen Unbehagen empfindet.

CHECKLISTE:

Frisst das Pferd sein Futter nicht vollständig auf?

 NEIN

Rufen Sie Ihren Tierarzt an und machen Sie einen Termin aus.

 JA

Rufen Sie **noch heute** Ihren Tierarzt an – es könnte sich um Verletzungen, wunde Stellen oder einen Fremdkörper im Pferdemaul handeln, aber auch um ein Zahnproblem, oder es könnte etwas am Kiefer nicht stimmen.

Was Ihr Tierarzt vielleicht tun wird:
- Es kann nötig werden, dass er dem Pferd ein Beruhigungsmittel gibt, um es gründlich und sicher untersuchen zu können oder Zähne und Maul behandeln zu können.
- Eine Röntgenuntersuchung des Pferdekopfes kann nötig werden, wenn abgebrochene Zahnwurzeln, Abszesse oder Kieferprobleme vermutet werden.

Die Sache mit der Zahnpflege ...

Häufig wird fälschlich angenommen, dass es bei einem jungen Pferd unnötig sei, die Zähne nachzusehen. In einer 1994 durchgeführten Studie fand man aber ausgeprägte Verletzungen in den Backen durch scharfe Backenzähne – schmerzhaft genug, um das normale Kauen zu behindern – hauptsächlich bei Pferden vom Fohlenalter bis zum Alter von 7 Jahren. Eine Entzündung des Zahn-betts, die zu schlechtem Atem und frühzeitigem Zahnverlust führen kann, trat bei Jungpferden sehr häufig auf, als sie das Alter erreicht hatten, in dem die bleibenden Zähne geschoben werden.

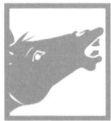

HUSTEN

Sie sehen: Das Pferd hustet.

Das könnte bedeuten: In den meisten Fällen deutet Husten bei ausgewachsenen Pferden auf eine Reizung der Luftröhre aufgrund einer leichten Virusinfektion hin, bei der es sich meistens um Influenzavirus oder um Equines Herpesvirus 1 oder 4 (Rhinopneumonitisvirus) handelt. Wenn er sofort und richtig behandelt wird, sollte der Husten innerhalb von 3 bis 4 Wochen vorbei sein. Husten kann aber auch ein Anzeichen für eine Allergie oder für eine Virus- oder Bakterieninfektion der Lunge sein. Dies kann sehr ernsthaft und sogar tödlich sein.

CHECKLISTE:

Hat das Pferd Fieber? Bewegen Brustkorb oder Nüstern sich beim Atmen deutlich?

 JA Rufen Sie Ihren Tierarzt **gleich** an, wenn Sie eine dieser Fragen mit Ja beantwortet haben – Fieber deutet auf eine infektiöse Erkrankung hin und birgt ein erhöhtes Dehydrationsrisiko in sich. Wenn Brustkorb oder Nüstern auch beim Atmen in Ruhe erweitert werden, bedeutet das mühselige Atmung, was auf eine mögliche Beteiligung der Lunge hindeutet. Blättern Sie zu **Während Sie warten** auf der nächsten Seite.

 NEIN

Streckt das Pferd den Hals, bewegt es die Kiefer oder würgt es? Treten aus einer oder beiden Nüstern Futter oder Wasser aus?

 JA Rufen Sie Ihren Tierarzt **gleich** an – es könnte sich um eine Schlundverstopfung handeln.

 NEIN

Macht das Pferd beim schweren Atmen ein pfeifendes oder schnarchendes Geräusch? Speichelt es beim Fressen stark oder schlabbert es? Liegt ein dicker Nasenausfluss vor?

 JA Rufen Sie Ihren Tierarzt **gleich** an, wenn Sie eine dieser Fragen mit Ja beantwortet haben – Ihr Pferd könnte eine Nervenschädigung im Rachenbereich erlitten haben. Zu den möglichen Gründen gehören Botulismus, Trauma und Luftsackinfektion.

 NEIN

Hat der Husten innerhalb weniger Tage nach dem Legen einer Magensonde, nach dem Eingeben einer Flüssigkeit oder nach der Benutzung eines Eingebeinstruments angefangen? Hatte das Pferd kürzlich eine Schlundverstopfung?

 JA Rufen Sie Ihren Tierarzt **gleich** an, wenn Sie eine dieser Fragen mit Ja beantwortet haben – das Pferd könnte an einer Rachenverletzung oder einer Aspirationspneumonie leiden.

 NEIN

Hat das Pferd ständig wiederholte Hustenanfälle?

 JA Rufen Sie Ihren Tierarzt **gleich** an – es könnte sich um eine Bronchitis handeln, oder es könnte ein Fremdkörper in den Atemwegen stecken.

 NEIN

CHECKLISTE (FORTSETZUNG):

Bekommt das Pferd diesen Husten jeden Sommer? Jeden Winter? Dauert der derzeitige Husten schon länger als 2 Wochen? Hustet es meistens beim Fressen? Hatte es jemals Kontakt mit Eseln oder Maultieren?

 Rufen Sie **noch heute** Ihren Tierarzt an, wenn Sie eine dieser Fragen mit Ja beantwortet haben – es könnte sich um eine chronische Bronchitis (»Dämpfigkeit«), eine Allergie oder eine Infektion mit Lungenwürmern handeln.

Wahrscheinlich liegt eine leichte Erkältung vor, wie sie bei einer leichten Infektion mit dem Rhinovirus auftritt. Wenden Sie die Eigenbehandlung von weiter unten an.

Was Ihr Tierarzt vielleicht tun wird:
- Er kann das Pferd an einen ruhigen Ort umstellen, wo er die Lungengeräusche beim Abhören mit dem Stethoskop besser hören kann.
- Er kann Proben fürs Labor nehmen, beispielsweise Flüssigkeit aus den Atemwegen (per Tracheallavage oder per bronchoalveolärer Lavage) oder Blut.
- Er kann den Brustkorb des Pferdes röntgen, eine Ultraschalluntersuchung oder eine Endoskopie durchführen.

Im Frühstadium einer Infektion mit der Virus-Arteritis des Pferdes können unklare Atemwegssymptome auftreten, beispielsweise Husten und Fieber. Diese Erkrankung ist durch den Deckakt übertragbar. Wenn Sie vorhaben, mit Ihrem Pferd zu züchten, sollten Sie den Decktermin verschieben, bis Ihr Tierarzt die Virus-Arteritis als mögliche Ursache ausschließen kann, weil Sie sonst das Risiko eingehen, den Deckpartner Ihres Pferdes anzustecken. Trächtige Stuten sollten von möglichen Trägern dieser Arterienentzündung fern gehalten werden, wenn Sie nicht geimpft sind oder sich bereits einmal angesteckt hatten. Die Virus-Arteritis des Pferdes kann Verfohlen auslösen.

Während Sie warten:
Isolieren Sie Ihr Pferd von anderen Pferden, für den Fall, dass es ansteckend ist. Um zu verhindern, dass eine möglicherweise ansteckende Erkrankung sich ausbreitet, sollten Sie es auf einen Paddock oder in eine Box mit getrennter Wasserversorgung stellen, mindestens 7 m von den anderen Pferden entfernt. Waschen Sie sich die Hände und desinfizieren Sie Ihre Stiefel nachdem Sie Umgang mit Ihrem Pferd hatten und bevor Sie Umgang mit anderen Pferden haben.

Eigenbehandlung:
*(Sehen Sie auf der **Checkliste** nach, ob eine Eigenbehandlung für den Husten Ihres Pferdes in Frage kommt. Wenn die Antworten, die Sie in der Checkliste geben, sich irgendwann während der Eigenbehandlung zum Schlechteren verändern, rufen Sie den Tierarzt.)*

Schritt 1. *Sorgen Sie für eine reizarme Umgebung.* Meiden Sie staubige Reitwege. Ersetzen Sie staubige Einstreu (Heu, Stroh, Sägespäne, Hobelspäne) durch saubere und weniger staubige Einstreu wie Papierschnitzel. Ersetzen Sie staubiges Heu durch solches besserer Qualität oder feuchten Sie es zwei Stunden vor dem Füttern mit Wasser an, damit das Pferd keinen Staub einatmen muss.

Schritt 2. *Meiden Sie reizintensive Tätigkeiten.* Planen Sie das tägliche Reitprogramm Ihres Pferdes so, dass es nicht schwer atmen muss, weil das den Atmungstrakt reizt. Wenn es also beispielsweise nach einem ruhigen Galopp husten muss, dann galoppieren Sie nicht, auch nicht ruhig. Arbeiten Sie stattdessen in einem langsameren und weniger anstrengenden Gang, auf den weder sofort noch später Husten folgt.

Der Atmungstrakt ist ungeheuer empfindlich

Sie sollten es nicht allzu eilig damit haben, Ihr Pferd wieder zu arbeiten. Wenn es an einer Infektion der oberen Atemwege wie beispielsweise Influenza oder Rhinopneumonitis leidet (und auch noch 3 bis 6 Wochen nach der Ausheilung), ist der Atmungstrakt des Pferdes ungeheuer empfindlich gegenüber Reizen. Jede Reizung, die während dieser Zeit stattfindet, wird die erhöhte Empfindlichkeit verlängern, wodurch wiederum Husten auftritt und die Leistung abfällt, weil die Atemwege verengt sind. Außerdem benötigen die Flimmerhärchen des Pferdes mehrere Wochen, bis sie sich erholt haben und wieder voll einsatzfähig sind.

Schritt 3. *Sorgen Sie dafür, dass das Pferd nicht austrocknet.* Ermuntern Sie es zu höherer Wasseraufnahme, damit schleimiger Auswurf im Atmungstrakt nicht dicklich und klebrig wird, weil er dann schwerer abzuhusten ist. Säubern Sie seine Tränke täglich, und stellen Sie andere Tränkemöglichkeiten bereit. (Manchmal verlockt ein neuer Eimer an einem neuen Platz zum Saufen.) Stellen Sie dem Pferd körniges, einfaches Salz zur freien Aufnahme zur Verfügung. Wenn es draußen kalt ist, bieten Sie ihm in einem Extra-Eimer Wasser an, das Sie auf ca. 45 °C erwärmt haben.

Schritt 4. *Sorgen Sie für Stressfreiheit.* Verschieben Sie Dinge, die das Pferd stressen, also Impfungen, Decken, Hängerfahren, lange Ritte oder Turniere, bis Ihr Pferd mindestens 3 Wochen hustenfrei war. Es gibt Anhaltspunkte dafür, dass Stress während einer Erkrankung das Risiko einer Sekundärinfektion erhöht.

Schritt 5. *Seien Sie darauf vorbereitet, Hilfe dazuzuholen.* Wenn sich Fieber einstellt, der Appetit abnimmt oder eine Ihrer Antworten auf die Fragen in der Checkliste sich zum Negativen verschiebt oder wenn Ihr Pferd nach 3 Tagen Eigenbehandlung keine Anzeichen von Besserung zeigt, rufen Sie den Tierarzt.

Wenn mein Pferd Husten hat und mein Tierarzt sagt, dass es sich wahrscheinlich um Rhinopneumonitis oder Influenza handelt, sollte ich jetzt gegen Rhinopneumonitis oder Influenza impfen lassen?

NEIN, und zwar aus drei Gründen. Erstens sollten Sie Ihr Pferd nicht auch noch mit irgendwelchen Impfungen belasten, wenn es ohnehin gerade mit einer Infektion zu kämpfen hat. Zweitens wird die Impfung zu diesem Zeitpunkt nicht wirken, weil das Immunsystem des Pferdes gerade in voller Fahrt ist und gegen die derzeitige Infektion kämpft, so dass es auch den Impfstoff schnell inaktivieren wird. Und drittens besteht in Wissenschaftlerkreisen die Befürchtung, dass eine Impfung gegen Rhinopneumonitis (Equines Herpesvirus 1,4) angesichts einer Infektion mit Herpesviren das Risiko erhöht, dass Ihr Pferd die paralytische Form der Rhinopneumonitis bekommt, das ist eine seltene und gefährliche Form dieser Erkrankung, die das Nervensystem angreift.

Sollte ich meinem Pferd ein Antitussivum (ein Mittel, das den Husten lindert) oder einen Schleimlöser geben?

NEIN, außer Ihr Tierarzt ordnet es so an. Der Grund: Husten ist ein nützlicher Reflex, der Eiter und Verschmutzungen aus dem Atmungstrakt des Pferdes befördert. Wenn Sie diesen Reflex unterdrücken, können Sie dazu beitragen, aus einer unbedeutenden kleinen Infektion eine ausgewachsene schwere Infektion zu machen. Die Entscheidung, ob ein Husten gelindert werden sollte oder nicht, sollte Ihr Tierarzt treffen, nachdem er den Atmungstrakt des Pferdes sorgfältig abgehört und keine Hinweise darauf gefunden hat, dass irgendwelche Stoffe nach außen transportiert werden müssen.

Für Schleimlöser gilt, so deuten neuere Forschungen an, dass die beste Möglichkeit, die Schleimabsonderungen in den Atemwegen dünn und fließfähig zu halten, die ist, viel zu trinken. Außerdem reizen Schleimlöser den Magen des Pferdes. Ein Pferd mit einem gereizten Magen wird wahrscheinlich nicht ausreichend fressen und saufen – gerade diese zwei Dinge muss es aber tun, um seine Erkrankung zu überwinden.

KAPITEL 3

Probleme im
NASEN- UND
RACHENRAUM

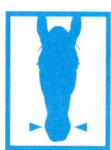

NASENAUSFLUSS

Sie sehen: Dem Pferd läuft die Nase. Der Ausfluss ist wässrig und rotzig und enthält vielleicht Blutbeimengungen oder Futterbrocken.

Das könnte bedeuten: Hier könnte sich der Anfang einer Virus- oder Bakterieninfektion des Atmungstraktes, wahrscheinlich unter Einbeziehung der Lunge, andeuten. Es könnte auch ein Anzeichen dafür sein, dass im Nasenraum selbst etwas nicht stimmt – eine Wucherung, ein Trauma oder ein verklemmter Fremdkörper wie beispielsweise ein kleiner Zweig. Außerdem kann ein Problem mit einer Nasennebenhöhle, einer Zahnwurzel, einem Luftsack^G oder im Rachen vorliegen.

CHECKLISTE:

Befinden sich in dem Ausfluss Futterbrocken?

 NEIN

 JA Rufen Sie Ihren Tierarzt **gleich** an – es könnte sich um eine Schlundverstopfung handeln.

Hat das Pferd Fieber? Tränen die Augen? Sind die Beine geschwollen? Sind die Drüsen unter dem Unterkiefer angeschwollen? Zeigen weitere Pferde im selben Stall oder auf derselben Weide dieselben Symptome?

 JA Rufen Sie Ihren Tierarzt **gleich** an, wenn Sie eine dieser Fragen mit Ja beantwortet haben – es könnte sich um eine Virusinfektion wie den Virusabort der Stuten/Rhinopneumonitis, Influenza handeln, oder auch um eine bakterielle Infektion wie die Druse. Blättern Sie zu **Während Sie warten** auf der gegenüberliegenden Seite.

 NEIN

Gibt das Pferd ein pfeifendes oder schnarchendes Geräusch von sich, wenn es schwer atmet? Hängt ein Augenlid herunter? Sind Lippen oder Nüstern zu einer Seite hin gezogen?

 JA Rufen Sie Ihren Tierarzt **gleich** an, wenn Sie eine dieser Fragen mit Ja beantwortet haben – es könnte sich um eine Infektion der Luftsäcke handeln.

 NEIN

CHECKLISTE (FORTSETZUNG):

Sieht der Ausfluss wie unverdünntes Blut aus?

 NEIN

 JA Blättern Sie zu S. 33

Befinden sich in dem Ausfluss Blutbeimengungen? Riecht er übel?

 JA Rufen Sie **noch heute** Ihren Tierarzt an, wenn Sie eine dieser Fragen mit Ja beantwortet haben – es könnte sich um eine Wucherung oder einen Fremdkörper in der Nasenhöhle oder einer Nasennebenhöhle handeln, oder um eine Zahninfektion.

 NEIN

Steht Ihr Pferd auf der Weide? Sind seine Nüstern mit einem gelblichen Pulver bestäubt oder kleben Grassamen darin?

 JA Wahrscheinlich handelt es sich um eine harmlose Reizung der Nase durch Pollen oder Grassamen. Das sollte sich von selbst wieder geben.

 NEIN

Rufen Sie Ihren Tierarzt an und machen Sie einen Termin aus.

Was Ihr Tierarzt tun wird: Es kann sein, dass er dem Pferd ein Beruhigungsmittel geben muss, um Zähne und Maul gründlich und sicher untersuchen zu können oder um die Muskeln des Pferdes zu entspannen, um so mit geringerem Risiko eine Magensonde legen oder ein Endoskop einführen zu können.

Wenn Ihr Pferd Nasenausfluss hat und Ihr Tierarzt sagt, dass es sich wahrscheinlich um Rhinopneumonitis oder Influenza handelt, sollten Sie dann jetzt gegen diese oder Influenza impfen? Siehe S. 30.

Während Sie warten:

1. *Isolieren Sie Ihr Pferd von anderen Pferden, falls es ansteckend sein sollte.* Um zu verhindern, dass eine möglicherweise ansteckende Erkrankung sich ausbreitet, sollten Sie es auf einen Paddock oder in eine Box mit getrennter Wasserversorgung stellen, mindestens 7 m von den anderen Pferden entfernt. Waschen Sie sich die Hände und desinfizieren Sie Ihre Stiefel, nachdem Sie Umgang mit Ihrem Pferd hatten und bevor Sie Umgang mit anderen Pferden haben.

2. *Verschieben Sie den Decktermin.* Wenn Sie demnächst vorhatten, mit Ihrem Pferd zum Decken zu gehen, sollten Sie das verschieben, bis eine Virusinfektion des Atmungstraktes ausgeschlossen oder ausgeheilt werden kann. Sowohl Herpesviren als auch Virusabort/Rhinopneumonie lösen Verfohlen aus, und Virusabort/Rhinopneumonie kann über den sexuellen Kontakt übertragen werden.

Wussten Sie schon …

Die meisten lebensbedrohlichen bakteriellen Infektionen des Atmungstraktes, wie die Lungenentzündung oder »Händlerkrankheit«, werden von Bakterien verursacht, die auch im Normalfall im Pferdemaul leben. Was war die Ursache dafür, dass diese Bakterien sich auf die Atemwege gelegt haben und dort Schaden anrichten? Ein geschwächtes Immunsystem, so sagen die meisten Forscher, und das ist oft eine Folge von Stress.

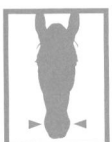

NASENBLUTEN

Sie sehen: Getrocknetes Blut in den Nüstern des Pferdes, wässrig aussehendes Blut tropft aus einer oder beiden Nüstern, oder hellrotes Blut fließt in beängstigenden Mengen aus den Nüstern.

Das könnte bedeuten: Es kann ein Zeichen für ein ernsthaftes Problem sein, das schwerwiegende Blutverluste verursachen kann.

CHECKLISTE:

Fließt eine Menge Blut (1/4 Tasse oder mehr pro Minute?)

 Rufen Sie Ihren Tierarzt **gleich** an – die Ursache könnte ein Trauma im Kopfbereich sein. Blättern Sie zu **Während Sie warten** auf der gegenüberliegenden Seite.

Hat Ihr Pferd immer wieder einmal Rotz oder Ausfluss in der Nase? Hängt ein Augenlid herunter, oder sind Lippen oder Nüstern zu einer Seite hin gezogen? Macht es ein pfeifendes oder schnarchendes Geräusch, wenn es schwer atmet?

 Rufen Sie Ihren Tierarzt **gleich** an, wenn Sie eine dieser Fragen mit Ja beantwortet haben – das Nasenbluten könnte auf einer Erkrankung beruhen, die zu tödlichen Blutungen führen kann: Luftsackmykose.

Scheint Ihr Pferd leichter, öfter oder länger zu bluten, als Ihnen normal erscheint, wenn es sich einmal einen kleinen Kratzer zuzieht? Hat es auf der Weide Zugang zu Steinklee oder kann es an Nagetier-Fressköder herangelangen?

 Rufen Sie Ihren Tierarzt **gleich** an, wenn Sie eine dieser Fragen mit Ja beantwortet haben – es könnte sich um eine Form der Bluterkrankheit handeln, oder um eine Vergiftung mit einem Blutverdünnungsmittel, das manchmal in Steinklee und in bestimmten Rattengiften enthalten ist.

Hatte das Pferd in den vergangenen Monaten eine kalte und laufende Nase oder die Druse? Tritt das Nasenbluten nur während oder innerhalb von 2 Stunden nach der Arbeit auf?

 Rufen Sie **noch heute** Ihren Tierarzt an, wenn Sie eine dieser Fragen mit Ja beantwortet haben – es könnte sich um einen Lungenabszess oder um belastungsinduziertes Lungenbluten handeln.

Hat das Pferd bei der Arbeit wenig Ausdauer? Braucht es länger als normal, um sich von der Arbeit zu erholen?

 Rufen Sie **noch heute** Ihren Tierarzt an, wenn Sie eine dieser Fragen mit Ja beantwortet haben – es könnte sich um ein Herzproblem handeln.

Rufen Sie Ihren Tierarzt an und machen Sie einen Termin aus. Das Blut könnte seine Ursache in einem Trauma oder einer ungewöhnlichen Struktur im Inneren der Nüster(n) haben.

Was Ihr Tierarzt vielleicht tun wird:
• Es kann sein, dass er das Pferd an einen ruhigeren Ort bringt, so dass er beim Abhören mit dem Stethoskop die Lungengeräusche besser hören kann.
• Er kann den Rachenraum oder die Lunge röntgen oder mit Ultraschall oder mit dem Endoskop untersuchen. Dazu kann es nötig werden, dass er Beruhigungsmittel einsetzt, um sicherer arbeiten und leichter eine gründliche Untersuchung durchführen zu können.

Wenn Ihr Tierarzt es nicht ausdrücklich anordnet, dürfen Sie einem Pferd, das aufgeregt ist, das Angst hat oder das in der letzten halben Stunde gearbeitet wurde, niemals selbst ein Beruhigungsmittel verabreichen. Das Beruhigungsmittel könnte die Herztätigkeit und/oder die Tätigkeit des Atmungssystems herabsetzen, so dass das Pferd kollabiert (in Ohnmacht fällt). Wenn Sie Ihr Pferd mittels Medikamente ruhigstellen müssen, überlassen Sie die Entscheidung darüber dem Tierarzt.

Während Sie warten:

1. *Beruhigen Sie Ihr Pferd.* Wenn es aufgeregt ist, pumpt sein Herz stärker, und sein Blut fließt schneller.

2. *Kühlen.* Suchen Sie sich einen biegsamen Kühlbeutel, beispielsweise eine Tüte Gefriererbsen, und legen Sie diesen Eisbeutel unterhalb der Augen quer über das Gesicht des Pferdes. Halten Sie ihn dort fest, ohne Druck auszuüben. 5 Minuten darauf lassen, dann 15 Minuten abnehmen. Damit verlangsamen Sie die Blutung, falls sie ihren Ursprung in der Nasenhöhle hat, ohne das Risiko einzugehen, womöglich Bruchstücke von Gesichtsknochen zu verschieben. Achten Sie darauf, dass Sie die Nüstern des Pferdes nicht mit Ihrem Eisbeutel abdecken. Damit würden Sie versehentlich die Atmung behindern, so dass es vielleicht in Panik gerät und sich gegen Ihre Hilfeleistung wehrt.

Auf die richtige Einteilung kommt es an ...

Wann ist ein Blutverlust tödlich? Wenn ein Pferd langsam blutet, kann es innerhalb eines Zeitraumes von 3 Tagen bis zu 66 % seines gesamten Blutvorrates verlieren und überleben. Bei einem 500-kg-Pferd sind das fast 30 Liter Blut! Wenn es aber 15 Liter innerhalb von 24 Stunden verliert (das ist ungefähr 1/3 seines gesamten Blutvorrats), kann es daran sterben.

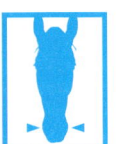

ATEMGERÄUSCHE
(Pfeifen oder Schnarchen)

Sie hören: Ein ungewöhnliches Geräusch, wenn ihr Pferd atmet; entweder während der Arbeit oder während der Ruhe oder die ganze Zeit.

Das könnte bedeuten: Etwas blockiert teilweise die Nasenhöhle. Es könnte auch ein Anzeichen für eine Nervenschädigung auf einer Rachenseite sein, so dass ein steifer Gewebevorhang die Öffnung, durch die das Pferd atmet, teilweise verschließt. (Dieses Gewebe flattert, wenn die Luft durch den halbgeschlossenen Vorhang gezogen wird. So entsteht das pfeifende Geräusch.) Einige der Ursachen, die einer solchen Nervenschädigung zugrunde liegen können, können ernsthaft sein.

CHECKLISTE:

Zeigt das Pferd übermäßigen Speichelfluss, lässt es Futter aus dem Maul fallen, oder kommen Futterbrocken aus den Nüstern? Lässt es die Zunge vorne oder seitlich aus dem Maul hängen? Hängt ein Augenlid herunter? Sind Lippen, Maul oder Nüstern nach einer Seite hin verzogen? Hat es wenig Appetit oder wirkt es teilnahmslos?

 NEIN

Gibt das Pferd Atemgeräusche von sich, unabhängig davon, ob es arbeitet oder nicht? Ist das eine neue Erscheinung?

 NEIN

Zeigt das Pferd Nasenausfluss oder übelriechenden Atem?

 NEIN

Gibt das Pferd hauptsächlich während anstrengender Arbeit Atemgeräusche von sich? Leidet seine Leistung darunter?

 NEIN

Rufen Sie Ihren Tierarzt an und machen Sie einen Termin aus.

 JA
Rufen Sie Ihren Tierarzt **gleich** an, wenn Sie eine dieser Fragen mit Ja beantwortet haben — es könnte sich um eine Gehirnschädigung aufgrund einer Verletzung, von Gift oder einer Erkrankung handeln, die sich in einer Lähmung der Strukturen im Rachenraum äußert. (Siehe **Gut zu wissen** auf der gegenüberliegenden Seite.)

 JA
Rufen Sie **noch heute** Ihren Tierarzt an, wenn Sie eine dieser Fragen mit Ja beantwortet haben — die Nasengänge oder der Rachenraum des Pferdes könnten durch Wucherungen oder verdicktes Gewebe blockiert sein.

 JA
Rufen Sie **noch heute** Ihren Tierarzt an, wenn Sie eine dieser Fragen mit Ja beantwortet haben — es könnte sich um eine Wucherung oder Infektion im hinteren Bereich der Nasengänge handeln.

 JA
Rufen Sie im Lauf der Woche Ihren Tierarzt an. Es könnte sich um eine belastungsabhängige Verlagerung bestimmter Weichteilstrukturen im hinteren Rachenraum handeln.

Was Ihr Tierarzt vielleicht tun wird: Er kann die Gewebe in den Nasengängen und im Rachenraum des Pferdes mittels Röntgen, Ultraschall oder Endoskopie untersuchen. Zu jeder dieser Untersuchungen kann es nötig werden, dem Pferd ein Beruhigungsmittel zu geben, so dass es sicherer und einfacher wird, das Tier gründlich zu untersuchen.

Gut zu wissen:

Hier sind einige Erkrankungen aufgelistet, die beim Pferd zu ungewöhnlichen Atemgeräuschen führen können.

- Bleivergiftung
- Eastern Equine Encepalomyelitis, EEE
- Botulismus
- Entrapment der Epiglottis
- Equine protozoäre Enzephalomyelitis
- Enzephalitis
- halbseitige Kehlkopflähmung
- Kehlkopfzyste
- Tollwut
- Venezuelan Equine Encephalomyelitis (VEE)
- Verlagerung des Gaumensegels
- Western Equine Encephalomyelitis (WEE)
- Wucherungen der Nasenschleimhaut

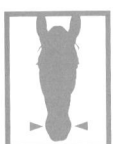

NÜSTERNBLÄHEN
(Erhöhte Atemfrequenz)

Sie sehen: Die Oberkanten der Nüstern sind gebläht und nach vorne gezogen, so dass die Nüstern größer werden und das Maul von der Seite gesehen eckiger erscheint.

Das könnte bedeuten: ... dass Ihr Pferd Luft braucht. Dieses Nüsternblähen ist normal, wenn es im Zusammenhang mit anstrengender Arbeit auftritt (und zwar zusammen mit erhöhter Puls- und Atemfrequenz), das Pferd sich schnell davon erholt und die Nüstern wieder in ihren Normalzustand zurückkehren. Wenn sie nichts mit Arbeit zu tun haben, können geblähte Nüstern auf ein Problem im Atmungstrakt des Pferdes hindeuten, aber auch auf ein Herz- oder Kreislaufproblem. In Frage kommt alles, was seine Fähigkeit einschränkt, sich erfolgreich Sauerstoff aus der Luft, in die Lunge, ins Blut oder in die Körperzellen zu holen.

CHECKLISTE:

Hat das Pferd kürzlich einen halben Tag oder länger im Pferdehänger zugebracht? Zuckt es wie vor Schmerz zusammen, wenn Sie fest auf seinen Brustkorb drücken? Hat es Fieber? Verweigert es das Futter? Wirkt es niedergeschlagen?

 NEIN

 JA Rufen Sie Ihren Tierarzt **gleich** an, wenn Sie eine dieser Fragen mit Ja beantwortet haben – es könnte sich um eine Infektion der Lunge (Lungenentzündung) oder der umgebenden Gewebe (Brustfellentzündung) handeln.

Ist das Pferd innerhalb der letzten 2 Stunden mit Antibiotika, Vitaminen, Impfstoffen oder Beruhigungsmitteln behandelt worden?

 NEIN

 JA Rufen Sie Ihren Tierarzt **gleich** an – es könnte sich um eine schwere allergische Reaktion gegen das Medikament handeln.

Ist der Zustand plötzlich eingetreten? Atmet das Pferd schnell? Ist es möglich, dass vor kurzem ein Trauma eingewirkt hat (Tritt, Zusammenstoß, Sturz?)

 NEIN

 JA Rufen Sie Ihren Tierarzt **gleich** an, wenn Sie eine dieser Fragen mit Ja beantwortet haben – es könnte sich um einen Riss des Zwerchfells handeln, um einen Pneumothorax, einen Schock, innere Blutungen oder ein Ungleichgewicht des Stoffwechsels.

Ist das Pferd im Verlauf der letzten Wochen allmählich immer ruhiger, kurzatmiger oder niedergeschlagener geworden?

 NEIN

 JA Rufen Sie **noch heute** Ihren Tierarzt an – es könnte sich um eine schwere Anämie oder Herzklappeninsuffizienz handeln.

Hat das Pferd Nasenausfluss? Übelriechenden Atem? Wurde es kürzlich mit einer Magensonde behandelt? Hatte es kürzlich eine Schlundverstopfung?

 NEIN

 JA Rufen Sie **noch heute** Ihren Tierarzt an, wenn Sie eine dieser Fragen mit Ja beantwortet haben – es könnte sich um eine Verletzung oder Infektion des Rachens, der Luftsäcke oder der Nasengänge handeln.

CHECKLISTE (FORTSETZUNG):

Schwitzt das Pferd normal?

JA Es könnte sich um Anhidrose handeln.

Hustet das Pferd?

 JA Rufen Sie **noch heute** Ihren Tierarzt an – es könnte sich um fortgeschrittene Bronchitis (»Dämpfigkeit«), eine Allergie oder eine Überempfindlichkeit des Atmungstraktes aufgrund einer erst kurz zurückliegenden Infektion handeln.

Rufen Sie Ihren Tierarzt an und machen Sie einen Termin aus.

Ein Pferd kann gegen jede Art von Medikament eine schwere Allergie entwickeln, besonders wenn es auf diese Art schon früher behandelt wurde. Tatsächlich ist ein früherer Kontakt mit diesem Medikament normalerweise eine Voraussetzung für eine heftige allergische Reaktion: das Pferd muss gegenüber der betreffenden Substanz erst »sensibilisiert« werden, damit es irgendwann in der Zukunft eine Überempfindlichkeitsreaktion zeigen kann.

Wussten Sie schon …

Fett in Form von Maisöl oder anderem pflanzlichen Öl kann für Pferde mit Atemwegsproblemen wie beispielsweise chronische Bronchitis eine positive Wirkung haben. Wenn man es über eine Getreide- oder Pelletration gibt, bindet es den Staub und hat eine stabilisierende Wirkung auf die Zellen des Atmungstraktes.

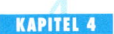

KAPITEL 4

Probleme an den
AUGEN

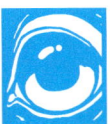

Das Weiße der
AUGEN IST GELB

Sie sehen: Das Weiße im Auge des Pferdes hat einen Gelbstich. Man nennt diesen Zustand Gelbsucht. Vielleicht sehen Sie auch einen gelben Schleier am Zahnfleisch.

Das könnte bedeuten: Im besten Falle: das Pferd hat Hunger. Im schlechtesten Falle: eine Blut- oder Lebererkrankung.

CHECKLISTE:

Verweigert das Pferd das Futter, ist es niedergeschlagen oder hat es Fieber?

 NEIN

 JA Rufen Sie Ihren Tierarzt **gleich** an. Gelbsucht in Verbindung mit einem dieser Anzeichen könnte eine akute Lebererkrankung bedeuten. Blättern Sie zu **Während Sie warten** auf der gegenüberliegenden Seite.

Konnten Sie beobachten, dass das Pferd dunkel gefärbten Harn absetzte?

 NEIN

 JA Rufen Sie Ihren Tierarzt **gleich** an – es könnte sich um eine Bluterkrankung handeln, die hämolytische Anämie heißt. Siehe **Gut zu wissen** auf der gegenüberliegenden Seite.

Zeigt das Pferd ungewöhnliches Verhalten? Benimmt es sich, als könnte es nichts sehen? Weigert es sich, sich zu bewegen? Hat es ohne ersichtlichen Grund Angst?

 NEIN

 JA Rufen Sie Ihren Tierarzt **gleich** an, wenn Sie eine dieser Fragen mit Ja beantwortet haben – es könnte sich um einen Zustand handeln, der das Zentralnervensystem des Pferdes beeinträchtigt, also um eine Vergiftung oder um Giftstoffe aufgrund einer Lebererkrankung (Hepathoenzephalopathie).

CHECKLISTE (FORTSETZUNG):

Hat das Pferd normalen Appetit, aber Sie geben ihm absichtlich kein Futter?

 Rufen Sie **noch heute** Ihren Tierarzt an. Gelb-sucht ist bei einem fastenden Pferd eine normale Sache. Je nachdem, warum Sie ihm kein Futter geben, ist es also wahrscheinlich in Ordnung. Sprechen Sie mit Ihrem Tierarzt darüber.

NEIN

Verhält das Pferd sich so, als ob es Futter haben wollte, dreht sich dann aber nach einem kleinen Versuchsbissen wieder weg?

 Rufen Sie **noch heute** Ihren Tierarzt an – das Pferd könnte Kieferschmerzen oder ein Zahnproblem haben, das die Futteraufnahme verhindert.

NEIN

Rufen Sie Ihren Tierarzt an und machen Sie einen Termin aus.

Während Sie warten:

Isolieren Sie Ihr Pferd von anderen Pferden, für den Fall, dass es ansteckend sein sollte. Um zu verhindern, dass eine möglicherweise ansteckende Erkrankung sich ausbreitet, sollten Sie es auf einen Paddock oder in eine Box mit getrennter Wasserversorgung stellen, mindestens 7 m von den anderen Pferden entfernt. Waschen Sie sich die Hände und desinfizieren Sie Ihre Stiefel, nachdem Sie Umgang mit Ihrem Pferd hatten und bevor Sie Umgang mit anderen Pferden haben.

Ein Tipp:

Unabhängig von der Ursache für die Gelbsucht Ihres Pferdes kann der gelbe Farbstoff in seiner Haut es überempfindlich gegenüber der ultravioletten Sonnenstrahlung machen – vor allem dann, wenn es sich um ein hellfarbiges Pferd mit weißer oder rosa Haut im Gesicht oder an anderen Körperstellen handelt. Solange die Gelbsucht des Pferdes andauert, sollten Sie es vor der Sonne schützen, indem Sie es tagsüber im Stall halten, die empfindliche Haut im Gesicht mit einer UV-resistenten Maske schützen und ein Sonnenschutzmittel ohne chemische Wirkstoffe auf die haarlosen und hellfarbigen Hautstellen auftragen.

Gut zu wissen:

Hier sind einige Faktoren aufgeführt, die beim Pferd hämolytische Anämie auslösen können:

- Bienenstich
- Ansteckende Anämie der Einhufer
- Aufnahme von Zwiebeln oder Knoblauch
- Aufnahme von Wurmmitteln auf Phenothiazinbasis
- Aufnahme von Beruhigungsmitteln auf Phenothiazinbasis (z. B. Acepromazin)
- Schlangenbiss

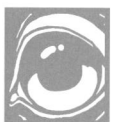

MILCHIGES AUGE

Sie sehen: Anstatt seines normalen, durchsichtigen Aussehens wirkt das Auge des Pferdes milchig – entweder weist es einen weißen Fleck auf oder das gesamte Auge sieht neblig aus.

Das könnte bedeuten: Ein ernsthaftes Problem innerhalb des Augapfels oder in seiner unmittelbaren Umgebung droht das Sehvermögen des Pferdes zu beeinträchtigen.

CHECKLISTE:

Ist das Auge des Pferdes rot oder zusammengekniffen?

 JA Rufen Sie Ihren Tierarzt **gleich** an – eine Rötung oder das Zusammenkneifen kann auf Augenschmerzen hindeuten. Im Zusammenhang mit einem milchigen Auge weist das auf eine ernsthafte Erkrankung des Auges hin (beispielsweise Hornhautgeschwür, Hornhautabszess, Uveitis/Periodische Augenentzündung oder ein Trauma).

 NEIN

Können Sie rote Linien erkennen, die wie Adern aussehen und sich von den äußeren Rändern des Auges her bis in den Augapfel erstrecken?

 JA Rufen Sie **noch heute** Ihren Tierarzt an – die Milchigkeit könnte auf ein Ödem oder auf Narbengewebe aufgrund einer langanhaltenden entzündlichen Augenerkrankung zurückgehen.

 NEIN

Hat das Pferd innerhalb der letzten 2 Wochen sein Auge öfters zugekniffen?

 JA Rufen Sie **noch heute** Ihren Tierarzt an – der milchige Zustand könnte darauf hindeuten, dass grauer Star, eine Linsenluxation, ein Ödem oder Narbengewebe infolge einer Augenverletzung oder -erkrankung vorliegt. Die Trübung kann dauerhaft bleiben und das Sehvermögen des Pferdes beeinträchtigen.

 NEIN

Ist das Pferd älter als 15 Jahre? Ist sein Allgemeinzustand schlecht (struppiges Fell, mager, schwach)? Säuft es mehr Wasser als sonst? Hat es schlechten Appetit?

 JA Rufen Sie **noch heute** Ihren Tierarzt an, wenn Sie eine dieser Fragen mit Ja beantwortet haben – eine allgemeine Erkrankung oder fortgeschrittenes Alter können das Risiko einer degenerativen Augenerkrankung erhöhen.

 NEIN

Rufen Sie Ihren Tierarzt an und machen Sie einen Termin aus.

SCHLECHTES SEHVERMÖGEN

Sie sehen: Das Pferd scheint Schwierigkeiten beim Sehen zu haben. Es tritt auf Dinge, denen es normalerweise ausweichen würde, es stößt mit Hindernissen zusammen, hebt die Beine höher als sonst oder läuft besonders vorsichtig, es bewegt die Ohren ständig hin und her, als ob es versuchen müßte, zu hören, was es nicht sehen kann. (Beachten Sie: die folgende Checkliste kann sich als irreführend erweisen, wenn das, was Sie für eine Beeinträchtigung des Sehvermögens halten, sich als etwas anderes entpuppt, beispielsweise als ein Schwindelgefühl oder geistige Verwirrung. Wenn möglich, sollten Sie Ihren Verdacht mit Hilfe des **Sehschärfetests** erhärten, der auf der nächsten Seite aufgeführt ist. Wenn das Sehvermögen Ihres Pferdes nicht beeinträchtigt ist, blättern Sie in ein Kapitel, das seine Symptome besser beschreibt.)

Das könnte bedeuten: Eine Verletzung oder Erkrankung des Gehirns, oder eine Verletzung oder Erkrankung des Auges selbst. Es bedeutet auch, dass Ihr Pferd leichter als sonst vor einem Geräusch oder einer unerwarteten Berührung erschrickt. Seien Sie auf der Hut und machen Sie Ihr Pferd auf sich aufmerksam, wenn Sie an es herantreten.

CHECKLISTE:

Tränt das betroffene Auge, wird es zugekniffen oder sieht es milchig aus?

 Blättern Sie zur **Seite 45 oder 41.**

 NEIN

Hat Ihr Pferd in letzter Zeit einen Schlag gegen den Kopf bekommen? (Siehe **Gut zu wissen** auf der gegenüberliegenden Seite.)

 Rufen Sie Ihren Tierarzt **gleich** an – es könnte sich um eine Verletzung des Gehirns oder des Sehnervs handeln.

 NEIN

War das Pferd während der letzten Woche teilnahmslos, hat es das Futter verweigert, hatte es Fieber oder ist bei ihm eine Krankheit festgestellt worden?

 Rufen Sie Ihren Tierarzt **gleich** an – es gibt mehrere Krankheiten, die Blindheit verursachen können. Eine schnelle Behandlung könnte das Sehvermögen Ihres Pferdes wieder herstellen.

 NEIN

Führt das Pferd Appaloosas im Stammbaum? Scheint es nur nachts blind zu sein?

 Rufen Sie Ihren Tierarzt an und vereinbaren Sie einen Termin, wenn Sie eine dieser Fragen mit Ja beantwortet haben – es könnte sich um Nachtblindheit handeln. Dieses Problem tritt bei Pferden mit Appaloosas im Stammbaum häufiger auf.

 NEIN

Rufen Sie Ihren Tierarzt an und machen Sie einen Termin aus.

Sehschärfetest

Diesen Test können Sie benutzen, um festzustellen, ob das Sehvermögen Ihres Pferdes wirklich eingeschränkt ist und ob das Problem eines oder beide Augen betrifft.

1. Verbinden Sie dem Pferd ein Auge, indem Sie ein dickes Polster (beispielsweise eine einmal gefaltete Wegwerf-Windel) über sein Auge legen, und zwar mit der saugfähigen Seite zur Haut hin. Befestigen Sie das Polster mit Klebeband am Halfter.

2. Tragen Sie Kleidung, die nicht raschelt. Lassen Sie das Pferd an einer gut beleuchteten Stelle, an der es nicht abgelenkt wird, von einem Helfer am lockeren Führstrick halten. Stellen Sie sich einen Meter von dem nicht abgedeckten Auge seitlich vom Pferd hin und werfen Sie nacheinander drei Wattebällchen in seine Richtung. Zielen Sie dabei so, dass die Bällchen das Gesicht des Pferdes zwischen Auge und Maul treffen. Ist das Pferd zusammengezuckt, als der erste Ball geflogen kam und noch bevor der Ball das Pferd berührt hat? Hat es versucht, dem zweiten Ball auszuweichen? Hat es den dritten Ball beobachtet? Wenn Ihre Antworten Nein, Nein und Nein lauten, kann das Pferd wahrscheinlich nicht sehen. Wiederholen Sie das Ganze mit dem anderen Auge.

3. Wenn Sie sich immer noch nicht sicher sind, bringen Sie das Pferd wieder in einen gut beleuchteten Bereich und verbinden Sie ihm ein Auge. Nun nehmen Sie es lose an den Führstrick und führen es in Richtung eines Heuballens, den Sie in ungefähr 5 m Entfernung auf den Boden gelegt haben. Gehen Sie energisch drauflos – gehen Sie nicht so langsam, dass das Pferd Zeit hat, den Kopf herunterzunehmen und an dem Ballen zu schnüffeln. Versucht das Pferd, einen Zusammenstoß mit dem Ballen zu vermeiden? Wenn es das nicht tut, kann es den Ballen wahrscheinlich nicht sehen. Verbinden Sie ihm das andere Auge und wiederholen Sie das Ganze.

Gut zu wissen:
Hier sind einige Unfälle aufgelistet, die beim Pferd zu Blindheit führen können.

- Das Pferd ist gestiegen und hat sich nach hinten überschlagen. Häufige Szene: Man hat es angebunden, ans Halfter gewöhnt oder mit dem Lasso mit ihm gearbeitet. Dagegen hat es sich gewehrt und dabei überschlagen. Oder ein Medikament wurde versehentlich in die Halsschlagader gespritzt anstatt in die Halsvene, woraufhin das Pferd sich überschlug.

- Das Pferd ist gestiegen und hat sich den Kopf an einem Deckenbalken, einem Türsturz oder an der Decke des Pferdehängers angeschlagen. Häufige Szene: als es in den Hänger geladen wurde, ging es ihm gut, aber innerhalb von 3 Tagen danach hat es Sehstörungen bekommen.

Noch mehr gut zu wissen:

Weitere Ursachen für Blindheit beim Pferd:

Die Erkrankung	Die Ursache
Vergiftung	• Tragant (Astragalus spec.) • Schimmliger Mais (Leukoencephalomalazie) • Selen
Infektiöse Encephalitis	• Equine EncephalomyelitisGH • Western Equine Encephalomyelitis • Venezuelan Equine Encephalomyelitis • Equine protozoäre Myeloencephalitis • Equines Herpesvirus 1
Allgemeine Erkrankungen	• Druse • Leptospirose • Potomac horse fever • Influenza • Lebererkrankung • Virusbedingte Arterienentzündung des Pferdes • Blutvergiftung • Equines Herpesvirus 1 und 4 • Ansteckende Blutarmut der Einhufer • Brucellose
Krebserkrankungen	• Bösartiges Lymphosarkom • Multiples Myelom • Tumore im Gehirn oder im Auge
Augenerkrankungen	• Uveitis • periodische Augenentzündung • Grauer Star • Degeneration der Hornhaut • Degeneration der Retina • Ablösung der Netzhaut.

Wussten Sie schon ...

Bei Pferden ist die Fähigkeit, Nahes scharf zu stellen, relativ schlecht entwickelt, aber sie haben ein ausgezeichnetes Weit- und Nachtsehvermögen. Als Beutetiere sind Pferde von der Genetik dazu programmiert, weite, offene Räume zu bevorzugen, wo sie die Horizontlinie beobachten können,um Raubtiere zu sehen und vor ihnen zu fliehen.

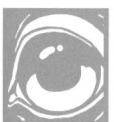

AUGENTRÄNEN

Sie sehen: Das Auge des Pferdes tränt. Wässrige Tränen, manchmal gemischt mit einem dickeren Ausfluss, laufen aus dem Augenwinkel und bilden dort eine Kruste.

Das könnte bedeuten: Augenschmerzen, entweder aufgrund eines Problems im Auge selbst oder aufgrund einer Reizung von außen (beispielsweise Staub im Auge). Selbst wenn dieses Problem von außen nur geringfügig ist, könnte das Unbehagen dazu führen, dass das Pferd sich mit dem Auge scheuert oder kratzt, und dadurch könnte es zu ernsthaften Schäden kommen.

CHECKLISTE:

Sehen Sie:
- Blut in der Nähe des Auges oder in den Tränen?
- Einen milchigen oder wolkigen Fleck auf dem Augapfel?
- Fremdkörper auf dem Augapfel oder unter einem der Augenlider?
- Eine Verletzung des Gesichts oder der Gewebe in der Nähe des Augapfels?

 NEIN

 JA Rufen Sie Ihren Tierarzt **gleich** an, wenn Sie eine dieser Fragen mit Ja beantwortet haben – es könnte ein Augentrauma oder eine innere Erkrankung des Auges vorliegen. Um weitere Schäden zu vermeiden, ist wahrscheinlich rasches Handeln nötig. Blättern Sie zu **Während Sie warten** weiter unten.

Wird das Auge zugekniffen oder geschlossen gehalten, und zwar selbst dann, wenn Sie keine Anstalten machen, dem Auge zu nahe zu kommen?

 NEIN

 JA Rufen Sie Ihren Tierarzt **gleich** an – wenn das Pferd das Auge zukneift, ohne dass ein äußerer Grund vorliegt, ist das ein Anzeichen für starke Augenschmerzen. Ein selbst zugefügtes Trauma wird dann wahrscheinlicher, und die Behandlung ist schwierig. Blättern Sie zu **Während Sie warten**.

Können Sie rund um den Augapfel gerötetes oder geschwollenes Gewebe feststellen?

 NEIN

 JA Rufen Sie Ihren Tierarzt **gleich** an – das Auge selbst ist wahrscheinlich in Ordnung, aber es besteht das Risiko eines selbst zugefügten Traumas. Blättern Sie zu **Während Sie warten**.

Reizen Insekten das Auge? Lässt das Pferd es zu, dass Sie das Augenlid öffnen und das Auge behandeln?

 NEIN

 JA Wenden Sie die Eigenbehandlung von der nächsten Seite an, wenn Sie beide Fragen mit Ja beantwortet haben – das Auge könnte durch Fliegen gereizt sein.

Rufen Sie Ihren Tierarzt an und machen Sie einen Termin aus.

Was Ihr Tierarzt vielleicht tun wird: Es kann sein, dass er dem Pferd ein Beruhigungsmittel geben oder eine Betäubung durchführen muss, um das Auge empfindungslos zu machen und es zu immobilisieren. Dadurch wird es einfacher, das Auge gründlich und sicher zu untersuchen und zu behandeln.

Fremdkörper nicht selbst entfernen!
Wenn Sie Fremdkörper wie lange Haare oder Grashalme, die unter den Augenlidern des Pferdes hervorlugen, selbst herausziehen, können Sie die Hornhaut anritzen. Machen Sie lieber einen Verband über das Auge und rufen Sie Ihren Tierarzt an. Er kann dem Pferd ein Beruhigungsmittel geben und den Blinzelreflex ausschalten, wenn das nötig ist, und dann jegliche Fremdkörper risikolos von der Hornhaut abheben.

Öffnen Sie ein Auge nie mit Gewalt!
Manche Augenverletzungen sind so schwerwiegend, dass der Augapfel aufreißen kann – entweder aufgrund der Schädigung durch die Verletzung selbst oder aufgrund der Tatsache, dass die äußeren Schichten des verletzten Auges durch eine Infektion geschwächt sind. Der Abwehrmechanismus des Pferdes gegen weitere Augenverletzungen – sein Blinzelreflex – ist so stark, dass man ihn nicht überwinden kann, wenn er in vollem Ausmaß aktiviert ist. Wenn Sie trotzdem versuchen, das Auge zu öffnen, könnte das dazu führen, dass ein anfälliger Augapfel aufreißt.

Während Sie warten:
1. *Kühlen Sie das Auge.* Legen Sie einen Kühlbeutel zwischen die Lagen eines weichen, sauberen, gefalteten Tuches. Kühlen Sie die entzündeten Gewebe im Augenbereich mit Hilfe der Technik auf S. 59. So lindern Sie die Entzündung, den Schmerz und die Schwellung und entspannen die Muskeln rund um das Auge.

2. *Verbinden Sie das Auge.* Wenn das Pferd das Auge zugekniffen oder versucht hat, sich mit dem Auge zu scheuern, legen Sie einen gepolsterten Verband an, den Sie mit Klebeband festkleben. Dadurch tragen Sie dazu bei, dass das Augenlid geschlossen gehalten wird. (Ein geschlossenes Augenlid erzeugt Wärme und Feuchtigkeit. Wenn das Augenlid offen ist, wird das Pferd häufig blinzeln und das Auge zukneifen, wodurch ein bereits gereiztes Auge noch weiter gereizt wird.) Der Verband schützt das Auge auch vor einem selbst zugefügten Trauma.

3. *Bringen Sie das Pferd in den Stall und hindern Sie es daran, sich am Auge zu scheuern.* Wenn das Auge nicht bandagiert ist, stellen Sie das Pferd in einen dunklen Stall oder schützen Sie es auf andere Art vor Wind, Staub und hellem Licht, weil das sein Auge weiter reizen kann. Füttern Sie unterhalb der Augenhöhe des Pferdes, damit ihm Staub und Spreu nicht in die Augen fallen. Stellen Sie jemanden ab, der das Pferd beobachtet und es daran hindert, sich zu scheuern.

Eigenbehandlung:
Schritt 1. *Säubern Sie die Umgebung des Auges vom angetrockneten Ausfluss.* Feuchten Sie eine saubere Mullkompresse mit so viel handwarmer Salzlösung, dass sie damit getränkt ist, aber nicht tropft. Legen Sie die Kompresse auf die Tränenspur. Halten Sie sie dort mehrere Sekunden lang oder so lange fest, wie es nötig ist, damit die Kruste aufweicht. Nun wischen Sie den Bereich sauber. Damit verhindern Sie, dass sich unter der Kruste eine Hautreizung bildet, und Sie verringern das Risiko, Fliegen anzuziehen, die die Augen weiter reizen können.

Schritt 2. *Lindern Sie den Schmerz und schützen Sie das Auge.* Bringen Sie mit Hilfe der Technik für das Einbringen von Augensalbe einen dünnen Film Borsäure oder eine befeuchtende Augensalbe auf, um den Augenschmerz zu lindern und das Auge des Pferdes feucht zu halten.

Schritt 3. *Sehen Sie sich das Ganze noch einmal an.* Sehen Sie sich das Auge fünf Minuten nach Beendigung der Behandlung noch einmal an: tränt es immer noch? Wenn Ja, dann rufen Sie **jetzt gleich** Ihren Tierarzt.

Ein Tipp:
Um einen Blick auf das schmerzende Auge Ihres Pferdes werfen zu können, ohne es zu berühren oder anderweitig den Blinzelreflex auszulösen, stellen Sie sich einen Meter vom Pferd weg auf die Seite mit dem verletzten Auge. Erzeugen Sie ein Geräusch, für das es sich interessiert (pfeifen oder schmalzen Sie oder schütteln Sie einen Hafereimer). Wenn der Augenschmerz nicht sehr stark ist, wird es das Auge weiter öffnen, um zu sehen, was Sie da haben.

Halten Sie die Fliegen draußen!

Benutzen Sie eine oder mehrere der folgenden Methoden, um die Fliegen von den Augen Ihres Pferdes abzuhalten.

- Legen Sie ihm eine Fliegenmaske an.
- Machen Sie ihm einen Fliegenvorhang, indem Sie mit Knoten versehene Streifen eines dicht gewebten Stoffes mit geringem Baumwollanteil am Genickstück des Halfters befestigen.
- Tragen Sie chemische Fliegenabwehrmittel auf. Nehmen Sie den Fliegenvorhang ab und besprühen Sie ihn in sicherer Entfernung vom Pferd mit einem für Pferde zugelassenen Fliegenmittel. Lassen Sie das Ganze völlig trocknen und bringen Sie es dann wieder an. Beachten Sie: Lassen Sie gebührende Vorsicht walten, wenn Sie Fliegenmittel direkt auf das Gesicht des Pferdes aufbringen, sei es durch Sprühen, Aufstreichen oder Auftupfen.

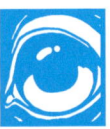

HERUNTERHÄNGENDES AUGENLID

Sie sehen: Auf einer Seite des Pferdegesichts scheint das obere Augenlid herunterzuhängen, es hängt quer über das Auge und verleiht dem Pferd ein trauriges Aussehen.

Das könnte bedeuten: Es handelt sich um ein Problem eines Teils der Nervenversorgung des Kopfes. Dieses zugrunde liegende Problem ist das eigentlich Bedrohliche an der Sache, nicht das herunterhängende Augenlid.

CHECKLISTE:

Zeigt das Pferd Anzeichen wie Appetitlosigkeit, Fieber, Teilnahmslosigkeit, Gewichtsverlust, Schwäche oder Benommenheit?

 Rufen Sie Ihren Tierarzt **gleich** an – es könnte sich um eine Allgemeinerkrankung handeln, die das Nervensystem des Pferdes beeinträchtigt; auch Tollwut kommt in Frage. (Siehe **Vorsicht** weiter unten.)

Hängt auf derselben Seite wie das Augenlid auch das Ohr herunter? Sind Lippen oder Maul zu einer Seite hin verzogen?

 Rufen Sie **noch heute** Ihren Tierarzt an, wenn Sie eine dieser Fragen mit Ja beantwortet haben – es könnte sich um eine Lähmung des Gesichtsnervs handeln (siehe **Gut zu wissen** auf der nächsten Seite). Blättern Sie zu **Während Sie warten** weiter unten.

Sehen Sie Schweißflecken an der Ohrbasis, an den Halsseiten oder seitlich am Gesicht? Ist über den inneren Augenwinkel ein blassrosa »Vorhang« (die Nickhaut oder das dritte Augenlid) gezogen?

 Rufen Sie **noch heute** Ihren Tierarzt an, wenn Sie eine dieser Fragen mit Ja beantwortet haben – es könnte sich um eine Schädigung der zum Kopf führenden Nerven handeln, die zum sympathischen Nervensystem gehören.

Rufen Sie Ihren Tierarzt an und machen Sie einen Termin aus.

Was Ihr Tierarzt vielleicht tun wird: Er kann Kopf oder Hals des Pferdes röntgen, wenn er vermutet, dass eine Verletzung dort die Nerven beschädigt hat.

Während Sie warten:

Schützen Sie das betroffene Auge. Eine Verletzung der Gesichtsnerven kann die Tränenproduktion verringern und es Ihrem Pferd erschweren, die Augenlider vollständig zu schließen. Dadurch besteht für den Augapfel das Risiko des Austrocknens. Bringen Sie mit Hilfe der Technik für das Einbringen von Augensalbe, einen dünnen Film Borsäure oder eine befeuchtende Augensalbe auf, um das Auge des Pferdes feucht zu halten.

Unter den möglichen Ursachen für eine Erkrankung des Nervensystems befindet sich auch eine seltene, aber berüchtigte: die Tollwut. Gehen Sie kein Risiko ein, sondern ergreifen Sie Vorsichtsmaßnahmen. Siehe S. 23.

Gut zu wissen:

Hier sind einige mögliche Gründe für eine Gesichtsnervenlähmung beim Pferd aufgelistet.

- Stumpfes Trauma gegen die Schädelseite. Mögliche Vorgeschichte: das Pferd hatte sich in der Box verlegen und ist beim Versuch, aufzustehen, mehrfach mit dem Kopf angeschlagen.

- Längeres Liegen. Mögliche Vorgeschichte: das Pferd hat für eine längere Operation eine Vollnarkose erhalten. Dabei wurde der Gesichtsnerv eingeklemmt, was zu Schäden geführt hat, die dauerhaft sein können, aber nicht müssen.

- Druck von harten Gegenständen. Mögliche Vorgeschichte: das Pferd hat flach auf der Seite ausgestreckt auf dem unebenen Boden der Weide geschlafen und dabei ein Halfter getragen. Der Druck eines Metallringes am Halfter hat einen Gesichtsnerv geschädigt.

- Luftsackinfektion. Bestimmte Äste des Gesichtsnervs verlaufen durch die Luftsäcke und können durch eine dort sitzende Infektion geschädigt werden.

- Infektion im Gehirn oder im Rückenmark.

Noch mehr gut zu wissen:

Hier sind einige weitere mögliche Ursachen für eine Schädigung der Gesichtsnerven aufgelistet.

- Verletzung am Hals.

- Intravenöse Injektion. Mögliche Vorgeschichte: das injizierte Medikament ist aus der Vene ausgetreten und in die angrenzenden Gewebe eingedrungen, in denen Nervenfasern verlaufen.

- Schlecht gesetzte oder infizierte intramuskuläre Injektion an der Halsseite.

- Schlundverstopfung. Dadurch kann eine Ausbeulung, eine Entzündung oder eine Infektion rund um das Hindernis in der Speiseröhre entstehen, so dass Druck auf angrenzende, im Hals verlaufende Nerven kommt.

- Eine Verletzung, ein Abszess oder ein Tumor in Gehirn, im Rückenmark oder in der Brust.

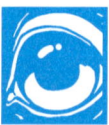

NICKHAUT IST SICHTBAR

Sie sehen: Eine rosafarbene Membran, die wie ein Vorhang wirkt, bedeckt den inneren Augenwinkel des Pferdes bis zu einem Drittel. Sie erstreckt sich in einem Winkel über den Augapfel.

Das könnte bedeuten: Was Sie da sehen, ist eine normale Struktur, das dritte Augenlid, das als Nickhaut bezeichnet wird. Normalerweise liegt sie versteckt im inneren Augenwinkel, wo Ober- und Unterlid zusammentreffen. Es gibt eine ganze Reihe von Ursachen dafür, dass die Nickhaut sich aus ihrem Versteck begibt. Manche sind nicht schlimm und nur vorübergehend (beispielsweise ein oberflächlicher Schmerz wegen Staub im Auge), andere können schwerwiegend und dauerhaft sein (beispielsweise eine Gehirnschädigung).

CHECKLISTE:

Ist die Nickhaut in beiden Augen zu sehen? Zeigt das Pferd Anzeichen von Benommenheit, mangelndem Appetit, Teilnahmslosigkeit oder Fieber? Bewegt es sich steif?

 NEIN

 JA Rufen Sie Ihren Tierarzt **gleich** an, wenn Sie eine dieser Fragen mit Ja beantwortet haben – es könnte sich um eine Erkrankung oder Verletzung des Nervensystems handeln, oder um Tetanus. Siehe **Während Sie warten** unten.

Hängt auf derselben Seite das Ohr des Pferdes herunter? Ist sein Maul nach einer Seite hin verzogen?

 NEIN

 JA Rufen Sie Ihren Tierarzt **gleich** an, wenn Sie eine dieser Fragen mit Ja beantwortet haben – es könnte sich um eine Gesichtsnervenlähmung handeln. Blättern Sie zu **Während Sie warten** weiter unten.

Wird das betroffene Auge zugekniffen?

 NEIN

 JA Rufen Sie **noch heute** Ihren Tierarzt an.

Rufen Sie Ihren Tierarzt an und machen Sie einen Termin aus.

Was Ihr Tierarzt vielleicht tun wird: Er kann Kopf oder Hals des Pferdes röntgen, wenn er den Verdacht hat, dass eine Verletzung dort bestimmte Nerven geschädigt hat.

Während Sie warten Nr. 1:

1. *Isolieren Sie Ihr Pferd von anderen Pferden, für den Fall, dass es ansteckend sein sollte.* Um zu verhindern, dass eine möglicherweise ansteckende Erkrankung sich ausbreitet, sollten Sie es auf einen Paddock oder in eine Box mit getrennter Wasserversorgung stellen, mindestens 7 m von den anderen Pferden entfernt. Waschen Sie sich die Hände und desinfizieren Sie Ihre Stiefel.

2. *Schützen Sie sich.* Ein Pferd mit Tetanus hat zunehmend Probleme, seine Muskeln zu kontrollieren, und könnte sich unerwartet bewegen, weil es spastische Zuckungen hat. Seien Sie vorsichtig und vermeiden Sie es, sich so hinzustellen, dass Sie gefährdet werden können.

3. *Halten Sie das Pferd ruhig.* Schützen Sie Ihr Pferd vor Geräuschen und Aufregung. Pferde mit Tetanus reagieren häufig übermäßig auf Außenreize, indem sie zu Boden fallen, Zuckungen bekommen oder steif werden.

Während Sie warten Nr. 2:

Schützen Sie das betroffene Auge. Eine Verletzung der Gesichtsnerven kann die Produktion von Tränenflüssigkeit einschränken und es

ihrem Pferd erschweren, die Augenlider vollständig zu schließen. Dadurch gerät der Augapfel in Gefahr, auszutrocknen. Tragen Sie mit Hilfe der beschriebenen Technik für die Einbringung von Augensalben einen dünnen Film Borsäure oder eine befeuchtende Augensalbe auf.

KAPITEL 5

Probleme im
KOPF- UND OHRENBEREICH

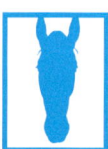

KOPFSCHÜTTELN

Sie sehen: Beim Reiten fängt das Pferd plötzlich und heftig an, mit dem Kopf zu schlagen und ihn zu schütteln. Es gibt dafür keinen ersichtlichen Grund wie beispielsweise einen Insektenschwarm.

Das könnte bedeuten: Kopfschütteln kann ein Anzeichen für ein medizinisches Problem sein – es ist nicht unbedingt etwas, was Ihr Pferd tut, um sich vor dem Auftrensen und Arbeiten zu drücken.

CHECKLISTE:

Wirkt das Pferd benommen? Zeigt es einen ungewöhnlichen Gang? Scheinen seine Gesichtszüge herabzuhängen, oder scheint es zu grinsen? Hält es den Kopf schief? Hält es den Schweif zu einer Seite?

 Rufen Sie Ihren Tierarzt **gleich** an, wenn Sie eine dieser Fragen mit Ja beantwortet haben – es könnte sich um eine Enzephalitis handeln.

Werden eines oder beide Ohren in einer ungewöhnlichen Stellung gehalten?

 Rufen Sie **noch heute** Ihren Tierarzt an. Es könnte sich um eine Infektion des Innenohrs oder um einen Befall mit Ohrmilben handeln.

Hat das Pferd sich erst kürzlich von einer Atemwegsinfektion oder von einer anderen allgemeinen Erkrankung erholt? Scheint das Kopfschütteln anzufangen, wenn Sie es aus dem Stall ins Sonnenlicht holen?

 Rufen Sie **noch heute** Ihren Tierarzt an, wenn Sie eine dieser Fragen mit Ja beantwortet haben – es könnte sich um eine entzündliche Erkrankung als Folge einer Virusinfektion handeln (Nervenentzündung oder Vasomotorische Rhinitis).

Tritt das Kopfschütteln nur auf, wenn das Pferd ein Gebiss im Maul hat? Verhält es sich normal, wenn Sie es mit einem anderen Gebiss oder gebisslos arbeiten?

 Rufen Sie **diese Woche** Ihren Tierarzt an. Es könnte sich um ein Zahnproblem handeln.

CHECKLISTE (FORTSETZUNG):

Tritt das Kopfschütteln nur auf, wenn das Pferd ein Gebiss im Maul hat? Verhält es sich normal, wenn Sie es mit einem anderen Gebiss oder gebisslos arbeiten?

Rufen Sie **diese Woche** Ihren Tierarzt an. Es könnte sich um ein Zahnproblem handeln.

Rufen Sie Ihren Tierarzt an und machen Sie einen Termin aus.

Während Sie warten:

1. *Meiden Sie die Auslöser für das Kopfschütteln.* Wenn Sie einen möglichen Auslöser für das Kopfschütteln herausgefunden haben (beispielsweise Sonnenlicht), helfen Sie Ihrem Pferd, diesen Auslöser zu meiden, bis ein Tierarzt es sich angesehen hat.

2. *Halten Sie den Stress so gering wie möglich.* Wenn das Pferd weitere Anzeichen für eine gestörte Funktion von Nerven zeigt (ungewöhnlicher Gang, Schiefhalten des Kopfes, Benommenheit, Torkeln, Kreislaufen, Körper oder Schweif nach einer Seite hin gebogen), sollten Sie stressende Einflüsse so gering wie möglich halten und das Tier isolieren. Die Isolierung dient dem Schutz des Pferdes und dem Schutz der anderen Tiere vor einer womöglich ansteckenden Erkrankung. Waschen Sie sich die Hände und desinfizieren Sie Ihre Stiefel nachdem Sie Umgang mit Ihrem Pferd hatten und bevor Sie Umgang mit anderen Pferden haben.

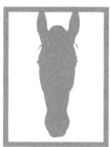

AUSFLUSS AUS EINER WUNDE
im Gesicht

Sie sehen: Im Gesicht Ihres Pferdes befindet sich ein Loch, aus dem eine Flüssigkeit austritt, das Sie entdeckt haben, nachdem Sie eine Kruste oder einen Pfropfen entfernt haben. Man nennt das eine Fistel.

Das könnte bedeuten: Es könnte ein Zeichen für eine ansteckende Erkrankung sein, oder auch das Ergebnis einer tiefen Wunde, die sich infiziert hat. Welcher Grund auch immer vorliegt, das Pferd könnte bleibende Schäden davontragen, wenn es nicht richtig behandelt wird.

CHECKLISTE:

Stammt der Ausfluss aus einem Bereich des Unterkiefers des Pferdes?

 Rufen Sie **noch heute** Ihren Tierarzt an – es könnte sich um Druse handeln, aber auch um eine Verletzung oder einen Abszess an einem Zahn des Unterkiefers. Blättern Sie zu **Während Sie warten** weiter unten.

Befindet die Öffnung sich hinter der Ganasche, ungefähr 15 cm direkt unterhalb des Ohres? Hat der Ausfluss eine bräunliche Färbung?

 Rufen Sie **noch heute** Ihren Tierarzt an, wenn Sie eine dieser Fragen mit Ja beantwortet haben – es könnte sich um eine Verletzung eines der Gänge handeln, die den Speichel in das Pferdemaul leiten.

Befindet die Öffnung sich auf oder in der Nähe der Mitte der knochigen Erhebung, die die Vorderfront des Pferdegesichtes bildet (also des Nasenrückens)? Befindet sich dort oder in der Nähe eine Schwellung oder eine Einbuchtung?

 Rufen Sie **noch heute** Ihren Tierarzt an – es könnte sich um eine ältere Verletzung handeln, möglicherweise um einen Bruch eines Gesichtsknochens.

Befindet die Öffnung sich unterhalb eines Auges? Hat das Pferd übel riechenden Atem oder einen übel riechenden Nasenausfluss (wie faulender Abfall oder wie Mottenkugeln)?

 Rufen Sie **noch heute** Ihren Tierarzt an, wenn Sie eine dieser Fragen mit Ja beantwortet haben – es könnte sich um eine Infektion der Nasennebenhöhlen handeln, oder eine Wurzelinfektion an einem der Zähne des Oberkiefers.

Befindet die Öffnung sich an einem Ohr oder daneben?

Rufen Sie Ihren Tierarzt an und machen Sie einen Termin aus.

 Rufen Sie **noch heute** Ihren Tierarzt an – es könnte sich um eine gutartige Wucherung handeln, die Ohrfistel heißt, oder um eine Infektion des Gehörganges.

Was Ihr Tierarzt vielleicht tun wird: Er kann dem Pferd ein Beruhigungsmittel geben, um leichter eine gründliche und sichere Untersuchung durchführen sowie Zähne und Maul behandeln zu können, falls ein Zahnproblem vermutet wird.

Wasserversorgung stellen, mindestens 7 m von den anderen Pferden entfernt. Waschen Sie sich die Hände und desinfizieren Sie Ihre Stiefel, nachdem Sie Umgang mit Ihrem Pferd hatten und bevor Sie Umgang mit anderen Pferden haben.

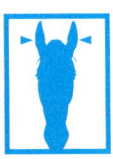

FLEISCHWUNDE
am Ohr

Sie sehen: Im Gesicht Ihres Pferdes befindet sich ein Loch, aus dem eine Flüssigkeit austritt, das Sie entdeckt haben, nachdem Sie eine Kruste oder einen Pfropfen entfernt haben. Man nennt das eine Fistel.

Das könnte bedeuten: Es könnte ein Zeichen für eine ansteckende Erkrankung sein, oder auch das Ergebnis einer tiefen Wunde, die sich infiziert hat. Welcher Grund auch immer vorliegt, das Pferd könnte bleibende Schäden davontragen, wenn es nicht richtig behandelt wird.

CHECKLISTE:

Befinden sich am Ohr Riss- oder Kratzwunden mit unregelmäßigen Wundrändern?

 Rufen Sie Ihren Tierarzt **gleich an** – wahrscheinlich muss genäht werden, damit die Wunde nicht bucklig und unregelmäßig verheilt.

Ist das Ohr zerfleischt worden, beispielsweise durch Bisse?

 Rufen Sie Ihren Tierarzt **gleich an** – wahrscheinlich muss das Ohr operativ versorgt werden, um ein kosmetisch zufrieden stellendes Ergebnis zu erreichen.

Ist die Ohrspitze stumpfer geworden, nachdem es draußen unter Null Grad gehabt hatte?

 Rufen Sie **noch heute** Ihren Tierarzt an – wahrscheinlich handelt es sich um eine Erfrierung. Erfrorene Ohren können operativ wieder geformt werden, damit sie besser aussehen.

Rufen Sie Ihren Tierarzt an und machen Sie einen Termin aus.

Die Sache mit der Ohrmuschel ...

Wenn die Ohrmuschel des Pferdes verletzt ist, sollten Sie sofort einen Tierarzt hinzuziehen, um ein optisch gutes Ergebnis zu erzielen. Der Grund: die Ohrmuschel ist wie ein Sandwich aufgebaut, d. h. eine Lage Knorpel ist zwischen zwei Lagen Haut eingebettet. Bei einer Verletzung füllt der Raum zwischen Knorpel und Haut sich mit Blut, das die Gewebe verzerrt und beim Abheilen Runzeln und Falten hinterlassen kann. Mit der Hilfe eines Fachmannes kann man diese Auswirkung meist minimieren oder sogar ganz vermeiden.

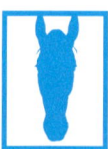

SCHIEFHALTEN DES KOPFES

Sie sehen: Das Pferd hält den Kopf schief nach einer Seite hin.

Das könnte bedeuten: Es könnte bedeuten, dass an Innenohr oder Gehirn eine Verletzung oder eine Reizung aufgetreten ist.

CHECKLISTE:

Verweigert das Pferd das Futter, ist es niedergeschlagen oder hat es Fieber?

Rufen Sie **noch heute** Ihren Tierarzt an, der die Ursache ermitteln und behandeln muss. Blättern Sie zu **Während Sie warten** weiter unten.

 Rufen Sie Ihren Tierarzt **gleich** an, wenn Sie eine dieser Fragen mit Ja beantwortet haben — es könnte eine Erkrankung des Gehirns vorliegen, beispielsweise Tollwut. Siehe **Vorsicht** weiter unten und blättern Sie zu **Während Sie warten** weiter unten.

Während Sie warten:

1. *Isolieren Sie Ihr Pferd von anderen Pferden, für den Fall, dass es ansteckend sein sollte.* Um zu verhindern, dass eine möglicherweise ansteckende Erkrankung sich ausbreitet, sollten Sie es auf einen Paddock oder in eine Box mit getrennter Wasserversorgung stellen, mindestens 7 m von den anderen Pferden entfernt. Waschen Sie sich die Hände und desinfizieren Sie Ihre Stiefel, nachdem Sie Umgang mit Ihrem Pferd hatten und bevor Sie Umgang mit anderen Pferden haben.

2. *Schützen Sie Ihr Pferd vor Unfällen.* Wenn das Pferd Probleme mit dem Gleichgewicht hat, entfernen Sie vorstehende Gegenstände aus der Box oder dem Paddock, halten Sie Haustiere fern und sorgen Sie für eine möglichst geringe Lärmbelastung, damit es nicht erschrickt.

**Unter den möglichen Ursachen
für eine Erkrankung des Nervensystems
befindet sich auch eine seltene,
aber berüchtigte: die Tollwut. Gehen Sie kein
Risiko ein, sondern ergreifen
Sie Vorsichtsmaßnahmen. Siehe S. 23.**

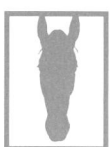

GESICHT ODER KOPF
geschwollen oder unproportioniert

Sie sehen: Das Gesicht oder der Kopf des Pferdes haben eine andere Form als sonst, manchmal ist auch eine Schwellung erkennbar. Wenn Sie den unförmigen Bereich abtasten, fühlt er sich entweder hart an (als wenn es sich um Knochen handeln würde) oder wie geschwollenes Weichteilgewebe.

Das könnte bedeuten: Es gibt mehrere potenziell ernsthafte Probleme, die ein verzerrtes Gesicht bewirken können, und die von einer schweren Fehlernährung bis zum Schlangenbiss reichen.

CHECKLISTE:

Befindet die Schwellung sich im Maulbereich? Können Sie zwei kleine Stichwunden oder eine dunkelrote Verfärbung auf einem normalerweise haarlosen Bereich sehen?

 NEIN

 JA Rufen Sie Ihren Tierarzt **gleich** an, wenn Sie eine dieser Fragen mit Ja beantwortet haben – es könnte sich um einen Schlangenbiss handeln oder um die Stiche von Bienen, Wespen oder Ameisen (siehe Insektenstich). Blättern Sie zu **Während Sie warten** auf der nächsten Seite.

Befindet die Schwellung sich über einem knochigen Bereich? Ist sie schmerzhaft? Haben Sie das Gefühl, dass es etwas knistert, wenn Sie den Bereich berühren? Ist er ungewöhnlich warm?

 NEIN

 JA Rufen Sie Ihren Tierarzt **gleich** an, wenn Sie eine dieser Fragen mit Ja beantwortet haben – es könnte sich um einen Bruch von Gesichtsknochen handeln.

Verweigert das Pferd das Futter, ist es niedergeschlagen oder hat es Fieber?

 NEIN

 JA Rufen Sie Ihren Tierarzt **gleich** an – es könnte sich um eine Infektion oder um eine Wucherung in den tieferliegenden Geweben des Pferdekopfes handeln.

Sieht der Pferdekopf auf beiden Seiten vergrößert aus? Stehen die Jochbeine stärker heraus als sonst? Sieht die Nase stärker ramsköpfig aus als sonst? War das Pferd immer wieder lahm, aber nicht immer auf demselben Bein?

 NEIN

 JA Rufen Sie **noch heute** Ihren Tierarzt an, wenn Sie eine dieser Fragen mit Ja beantwortet haben – es könnte sich um Osteodystrophia fibrosa handeln.

Befindet sich eine nässende Wunde auf dem verzerrten Bereich oder in dessen Nähe? Hat das Pferd übel riechenden Nasenausfluss?

 NEIN

 JA Rufen Sie **noch heute** Ihren Tierarzt an, wenn Sie eine dieser Fragen mit Ja beantwortet haben – es könnte sich um eine Infektion einer Zahnwurzel oder der Nasennebenhöhle handeln.

CHECKLISTE (FORTSETZUNG):

Ist die Schwellung hart, nicht mit Nasenausfluss verbunden und nicht schmerzhaft und liegt sie auf einer Gesichtsseite, ziemlich nahe an der Nase?

 JA Rufen Sie **noch heute** Ihren Tierarzt an – es könnte sich um einen Speichelstein im Ausführungsgang oder einen Tumor des Kieferknochens (verknöcherndes Fibrom) handeln.

 NEIN

Rufen Sie Ihren Tierarzt an und machen Sie einen Termin aus.

Was Ihr Tierarzt vielleicht tun wird: Er kann Ihrem Pferd ein Beruhigungsmittel geben oder bestimmte Nerven betäuben, um das Auge gefühllos zu machen und es zu immobilisieren, so dass er gründlich und sicher untersuchen und behandeln kann.

Während Sie warten:
Kühlen Sie die geschwollenen Weichteile, aber setzen Sie dazu kein Eis ein. Füllen Sie einen einzigen Eiswürfel und 3 Tassen kaltes Leitungswasser in eine 1-Liter-Plastiktüte, die Sie gut verschließen. Legen Sie die Tüte auf den geschwollenen Bereich auf, so dass sie sich an die Konturen des Gesichts anschmiegt. Achten Sie darauf, die Nüstern des Pferdes freizulassen. Auf diese Art verlangsamen Sie die Entzündung und Gewebezerstörung, die bei giftigen Bissen oder Stichen möglich ist, ohne zu riskieren, dass Sie die Gewebe, die ohnehin durch das Eindringen von Giftstoffen belastet sind, noch mit Erfrierungen bedrohen.

Die Sache mit der Zahnpflege ...

Häufig wird fälschlich angenommen, dass es bei einem jungen Pferd unnötig sei, die Zähne nachzusehen.
In einer 1994 durchgeführten Studie fand man aber ausgeprägte Verletzungen in den Backen durch scharfe Backenzähne – schmerzhaft genug, um das normale Kauen zu behindern – hauptsächlich bei Pferden vom Fohlenalter bis zum Alter von 7 Jahren. Eine Entzündung des Zahnbetts, die schlechten Atem und frühzeitigen Zahnverlust verursachen kann, kam bei Jungpferden sehr häufig vor, als sie das Alter erreicht hatten, in dem die bleibenden Zähne geschoben werden.

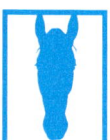

RISS AM AUGENLID

Sie sehen: Eine Verletzung am oberen oder unteren Augenlid des Pferdes.

Das könnte bedeuten: Wenn ein solcher Riss oder Schnitt nicht sorgfältig behandelt wird, könnte der Augapfel ungeschützt bleiben und die Augenlider bei der Heilung falsch zusammenwachsen, so dass es in der Folge zu Irritationen am Auge kommen kann.

CHECKLISTE:

Befindet das Augenlid sich nicht an seiner richtigen Position? Hängt ein Teil des Lids als Lappen herunter? Klaffen die Wundränder auseinander?

 Rufen Sie Ihren Tierarzt **gleich** an, wenn Sie eine dieser Fragen mit Ja beantwortet haben – es klingt wie eine Risswunde, die ganz durch das Augenlid hindurchgeht und deswegen genäht werden muss, um ein nicht verformtes Augenlid mit allen Wimpern zu erhalten. Blättern Sie zu **Während Sie warten** weiter unten.

Wird das Auge zugekniffen, tränt es oder scheint der Augapfel beschädigt zu sein?

 Rufen Sie Ihren Tierarzt **gleich** an – das Auge selbst könnte Schaden genommmen haben.

Das klingt nach einer oberflächlichen Abschürfung. Lässt das Pferd es zu, dass Sie die Wunde behandeln?

 Wenden Sie die **Eigenbehandlung** von weiter unten an.

Rufen Sie Ihren Tierarzt an und machen Sie einen Termin aus.

Was Ihr Tierarzt vielleicht tun wird: Er kann Ihrem Pferd ein Beruhigungsmittel geben oder bestimmte Nerven betäuben, um das Auge gefühllos zu machen und es zu immobilisieren, so dass er gründlich und sicher untersuchen und behandeln kann.

Während Sie warten:

Kühlen Sie das Auge. Um Entzündung, Unbehagen und Schwellung zu verringern und die Muskeln rund um das Auge zu entspannen, legen Sie einen Kühlbeutel zwischen die Lagen eines weichen, sauberen, zusammengefalteten Tuches. Legen Sie den so eingewickelten Kühlbeutel auf das Auge des Pferdes und achten Sie darauf, dass das Ganze keine Falten und Beulen bildet, die zu Unbehagen führen könnten. Legen Sie eine Damenbinde oder ein anderes dickes und weiches Polstermaterial über den Kühlbeutel und befestigen Sie das Ganze mit Klebeband am Halfter, um so das Augenlid mit sanftem Druck geschlossen zu halten.

Eigenbehandlung:

*(Sehen Sie auf der **Checkliste** nach, ob eine Eigenbehandlung für die Augenlidverletzung Ihres Pferdes in Frage kommt. Wenn die Antworten, die Sie in der Checkliste geben, sich irgendwann während der Eigenbehandlung zum Schlechteren verändern, rufen Sie den Tierarzt.)*

Schritt 1. *Kühlen Sie die Verletzung.* Legen Sie einen Kühlbeutel zwischen die Lagen eines sauberen Tuches. Legen Sie den eingewickelten Kühlbeutel über die Wunde und achten Sie dabei darauf, dass das Ganze keine Falten und Beulen bildet, die Unbehagen hervorrufen können. Halten Sie das Ganze 5 Minuten lang dort.

Schritt 2. *Säubern Sie die Wunde.* Tränken Sie einen Stapel Mullkompressen oder ein sauberes, zusammengefaltetes Küchentuch mit selbst gemachter Salzlösung. Tupfen Sie damit die Wunde ab, bis sie für das Auge sauber erscheint, und ersetzen Sie die Kompressen oder das Tuch, sobald sie verschmutzt erscheinen.

Schritt 3. *Legen Sie einen Verband an.* Tragen Sie eine dünne Schicht einer geeigneten Augensalbe auf, die die Wundränder feucht hält und als Schranke für Staub und Insekten dient.

Schritt 4. *Überprüfen Sie den Tetanus-Impfschutz und lassen ihn gegebenenfalls erneuern* (siehe S. 210).

Schritt 5. *Machen Sie damit weiter.* Wiederholen Sie die Schritte 2 und 3 ein- oder zweimal täglich, je nachdem, wie schleimig, schmutzig oder verkrustet die Wunde wird. Fangen Sie mit zweimal am Tag an und reduzieren Sie das auf einmal, wenn die Wunde nur noch leicht verkrustet. Machen Sie weiter, bis die Wunde zwischen den Verbandwechseln sauber und unverkrustet bleibt (3 oder 4 Tage lang).

Ein Auge auf die Wunde ...

Die Augenlidverletzung sieht vielleicht nicht gut aus, aber verzweifeln Sie nicht.

Das Augenlid wird sehr gut mit Blut versorgt, weshalb solche Wunden normalerweise gut heilen.

Das Wichtigste für Sie ist, eventuell entstandene Gewebelappen feucht zu halten, während Sie auf Ihren Tierarzt warten.

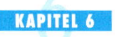

KAPITEL 6

Probleme an
DEN BEINEN

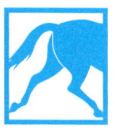

SCHWELLUNGEN AN DEN BEINEN

Sie sehen: Eines oder mehrere Pferdebeine sind angeschwollen – Bereiche, die normalerweise nach innen gezogen sind oder flach liegen, sind jetzt nach außen gewölbt und sehen aufgetrieben aus. Wenn Sie auf die Schwellung drücken, fühlt sie sich schwammig an oder federt etwas. Der geschwollene Bereich kann sich wärmer anfühlen, muss aber nicht, und das Pferd kann lahm gehen.

Das könnte bedeuten: Es könnte sich um eine Folge schlechter Durchblutung auf Grund von mangelnder Bewegung handeln, kann aber auch ein Zeichen für ein ernsthaftes ursächliches Problem sein, beispielsweise für eine Verletzung von Strukturen innerhalb des Pferdebeins oder für eine Allgemeinerkrankung.

CHECKLISTE:

Verweigert das Pferd sein Futter, ist es niedergeschlagen oder hat es Fieber? Hatte es kürzlich eine Erkältung oder eine andere Infektion der Atemwege?

 Rufen Sie Ihren Tierarzt **gleich** an, wenn Sie eine dieser Fragen mit Ja beantwortet haben – es könnte sich um eine Veränderung der Blutgefäße handeln, die durch Bakterien verursacht wird (Gefäßentzündung oder Blutfleckenkrankheit) und einer Allgemeinerkrankung vorausgehen oder folgen kann. (Siehe **Gut zu wissen** S. 63.) Blättern Sie zu **Während Sie warten Nr. 1** auf S. 63.

Sind alle 4 Beine betroffen, und zwar auf der ganzen Länge vom Kronrand bis zu den Karpalgelenken (Vorderbeine) und den Sprunggelenken (Hinterbeine)?

 Rufen Sie Ihren Tierarzt **gleich** an – es könnte sich um das Frühstadium einer Allgemeinerkrankung handeln, bei der es für andere allgemeine Symptome noch zu früh ist. Es könnte auch ein Anzeichen für Herzprobleme sein. Blättern Sie zu **Während Sie warten Nr. 1.**

Ist das Pferd steif oder bewegt es sich nur widerwillig? Hat es als Einstreu Hobel- oder Sägespäne, die Robinie enthalten könnten?

 Rufen Sie Ihren Tierarzt **gleich** an, wenn Sie eine dieser Fragen mit Ja beantwortet haben – es könnte sich um eine Vergiftung durch

CHECKLISTE (FORTSETZUNG):

Hobel- oder Sägespäne aus Robinie handeln. Blättern Sie zu **Während Sie warten Nr. 2** auf S. 63.

Zeigt das Pferd selbst in Ruhe eine schwere, mühsame Atmung?

NEIN

 Rufen Sie Ihren Tierarzt **gleich** an – es könnte sich um ein Herzproblem handeln.

Geht das Pferd lahm?

NEIN

 Blättern Sie zu **S. 64 und 69.**

Befinden sich an dem geschwollenen Bein irgendwelche Fleischwunden?

NEIN

 Blättern Sie zu **S. 11 ff.**

Ist im Bereich des geschwollenen Beins in den letzten 72 Stunden eine Injektion gegeben worden oder eine Verletzung vorgekommen?

NEIN

 Rufen Sie Ihren Tierarzt **gleich** an – es könnte sich um ein malignes Ödem handeln.

Hat das Pferd in letzter Zeit Gewicht verloren oder haben Sie Muskelschwund bemerkt? Hat es einen schwachen oder müden Eindruck gemacht?

NEIN

 Rufen Sie **noch heute** Ihren Tierarzt an, wenn Sie eine dieser Fragen mit Ja beantwortet haben – es könnte sich um einen schweren Eiweißmangel handeln.

Sind auf Gesicht, Beinen oder Kronrand des Pferdes in letzter Zeit Beulen, Bläschen oder oberflächliche Wunden aufgetreten oder bestehen diese jetzt?

NEIN

 Rufen Sie **noch heute** Ihren Tierarzt an – es könnte sich um eine Allgemeinerkrankung handeln (Pemphigus oder Bläschenbildende Entzündung der Maulschleimhaut).

Ist die Schwellung auf eines oder beide Hinterbeine beschränkt? Wehrt sich das Pferd, wenn Sie die Schwellung berühren?

NEIN

 Rufen Sie **noch heute** Ihren Tierarzt an – es könnte sich um Lymphgefäßentzündung oder um eine Sehnenerkrankung handeln, die degenerative Fesselträgerentzündung? heißt.

Ist die Schwellung nach dem Arbeiten stärker, oder nach dem Arbeiten und der folgenden Nacht im Stall?

NEIN

Rufen Sie **noch heute** Ihren Tierarzt an – es könnte sich um eine ungewöhnliche Belastung auf den Sehnen des Pferdes handeln, die ihre Ursache in einem Gebäudefehler, schlechtem Hufbeschlag oder Überbelastung hat. Blättern Sie zu **Während Sie warten Nr. 3** auf der nächsten Seite.

Ist die Schwellung nach dem Reiten oder Fahren verschwunden?

NEIN

Rufen Sie Ihren Tierarzt an und machen Sie einen Termin aus.

 Es klingt, als ob bei Ihrem Pferd die Beine »anlaufen« würden, das heißt, dass sie sich mit Flüssigkeit füllen, weil sie aufgrund von zu wenig Bewegung schlecht durchblutet werden. Wenden Sie die **Eigenbehandlung** von der nächsten Seite an.

Während Sie warten Nr. 1:

Isolieren Sie Ihr Pferd von anderen Pferden, für den Fall, dass es ansteckend sein sollte. Um zu verhindern, dass eine möglicherweise ansteckende Erkrankung sich ausbreitet, sollten Sie es auf einen Paddock oder in eine Box mit getrennter Wasserversorgung stellen, mindestens 7 m von den anderen Pferden entfernt. Waschen Sie sich die Hände und desinfizieren Sie Ihre Stiefel, nachdem Sie Umgang mit Ihrem Pferd hatten und bevor Sie Umgang mit anderen Pferden haben.

Während Sie warten Nr. 2:

Entfernen Sie die Einstreu, wenn Sie das Problem hier vermuten. Räumen Sie alle Einstreu aus dem Stall und heben Sie nur einen halben Eimer voll auf, damit der Tierarzt, ein Forstwirt, ein Berater von der Universität oder ein anderer Fachmann für die Identifizierung von Hölzern ihn sich ansehen kann. Ersetzen Sie die Einstreu durch ein sicheres Material wie Stroh, Sägespäne aus Kiefer oder Fichte (von denen Sie sicher sind, dass es sich nur um dieses Holz und um nichts anderes handelt) oder Papierschnitzel.

Während Sie warten Nr. 3:

Minimieren Sie die Belastung der verletzbaren stützenden Strukturen. Verringern Sie die Belastung der stützenden Sehnen und Bänder innerhalb der geschwollenen Beine, bis Knochenprobleme entweder ausgeschlossen oder behandelt worden sind: Bewegen Sie das Pferd an der Hand anstatt unter dem Reiter auf ebenem Boden und beschränken Sie die Gangarten auf Schritt und Trab.

Eigenbehandlung:

*(Sehen Sie auf der **Checkliste** nach, ob eine Eigenbehandlung für die angelaufenen Beine hres Pferdes in Frage kommt. Wenn die Antworten, die Sie in der Checkliste geben, sich irgendwann wäh-rend der Eigenbehandlung zum Schlechteren verändern, rufen Sie den Tierarzt.)*

Stellen Sie ein Programm auf, das täglich leichte Bewegung vorsieht. Wenn die Beine anlaufen, so ist das nach Meinung vieler Fachleute die Folge einer eingeschränkten Lymphzirkulation in den Beinen, die auf unzureichende Bewegung der Muskeln zurückzuführen ist. Eine Arbeitseinheit von 15 bis 20 Minuten leichter Arbeit im Schritt und Trab, dazu jeweils 5 Minuten warmreiten und trockenreiten, sollte das Auftreten von angelaufenen Beinen sofort abstellen. Wenn die Schwellungen weiterhin auftreten oder trotz täglicher leichter Bewegung bestehen bleiben, handelt es sich nicht um einen einfachen Fall von angelaufenen Beinen. Rufen Sie Ihren Tierarzt an und machen Sie einen Termin aus.

Gut zu wissen:

Hier sind einige Allgemeinerkrankungen aufgelistet, die ein Anschwellen der Beine verursachen können.

- Bläschenbildende Entzündung der Maulschleimhaut
- Eiweißmangel
- Endotoxämie
- Gefäßentzündung, z. B. Blutfleckenkrankheit

- Herzerkrankungen
- Lymphosarkom
- Pemphigus (Blasenausschlag)
- Virusbedingte Arterienentzündung (Virusarteritis) der Pferde

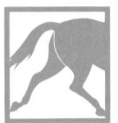

GESCHWOLLENE GELENKE

Sie sehen: Eines oder mehrere Gelenke des Pferdes sind geschwollen. Die Schwellung kann so unauffällig sein, dass man sie kaum bemerkt, oder so stark, dass jeder sie sehen kann. Oft geht das Pferd lahm.

Das könnte bedeuten: Es ist eine Warnung, dass im Gelenk eine Entzündung vorliegt, die ihren Grund in einer leichten bis schweren Verletzung oder Infektion hat. Ohne die richtige Versorgung kann das zu einer degenerativen Gelenkserkrankung ausarten, die den Gelenkknorpel dauerhaft schädigen kann.

CHECKLISTE:

Befinden sich im Bereich des geschwollenen Gelenks Fleischwunden? Sehen Sie einen gelblichen, sirupartigen oder wässrigen Ausfluss? Sehen Sie unterhalb des Gelenks weiße, auf das Fell hingetrocknete Streifen?

 NEIN

 JA Rufen Sie Ihren Tierarzt **gleich** an, wenn Sie eine dieser Fragen mit Ja beantwortet haben – die Verletzung kann bis in das Gelenk gehen. In solchen Fällen muss behandelt werden, um eine Infektion zu vermeiden.

Geht das Pferd auf dem betreffenden Bein lahm? Zuckt es zusammen oder zieht es das Bein weg, wenn Sie auf das Gelenk drücken? Fühlt das Gelenk sich warm an, wenn Sie es mit demselben Gelenk am anderen Bein vergleichen?

 NEIN

 JA Rufen Sie Ihren Tierarzt **gleich** an, wenn Sie eine dieser Fragen mit Ja beantwortet haben – es könnte sich um eine Kapselentzündung handeln, die ohne weitere Ursache oder nach einer schweren Verletzung von Sehnen, Knochen oder Knorpel auftreten kann. Blättern Sie zu **Während Sie warten** auf der nächsten Seite.

Verweigert das Pferd das Futter, ist es niedergeschlagen oder hat es Fieber? Zeigt es eine Lahmheit, die von einem Bein aufs andere zu wechseln scheint? Sind Hals oder Rücken steif?

 NEIN

 JA Rufen Sie **noch heute** Ihren Tierarzt an, wenn Sie eine dieser Fragen mit Ja beantwortet haben – es könnte sich um Borreliose oder um eine Erkrankung handeln, die der Borreliose sehr ähnlich ist. (Siehe **Gut zu wissen** auf der nächsten Seite.)

Ist sowohl am rechten als auch am linken Bein dasselbe Gelenk geschwollen?

 NEIN

 JA Rufen Sie **noch heute** Ihren Tierarzt an – es könnte sich um eine Verletzung aufgrund von Abnutzung handeln, die zur degenerativen Gelenk-erkrankung führen kann.

Es scheint sich um eine unkomplizierte Gelenkschwellung aufgrund einer Entzündung der inneren Auskleidung des Gelenks zu handeln, eine Synovialitis. Wenden Sie die **Eigenbehandlung** von der nächsten Seite an.

Widerstehen Sie der Versuchung, Ihrem Pferd entzündungshemmende Medikamente zu geben, wenn Ihr Tierarzt es nicht angeordnet hat. Wenn Sie Medikamente verabreichen, die die Schwellung und den Schmerz vorübergehend lindern, ohne gleichzeitig Maßnahmen zur Beseitigung der Ursache zu ergreifen, könnten Sie vergessen, dass da noch eine Ursache war, und könnten die normale Arbeit mit ihm wieder aufnehmen. Wenn Sie es weiter arbeiten, können Sie damit aber ernsthaften und womöglich bleibenden Schaden anrichten.

Während Sie warten:

1. *Kühlen Sie das Gelenk.* Suchen Sie sich einen Kühlbeutel, der mindestens 5 cm über die Gelenkbegrenzungen hinausreicht. Legen Sie ihn zwischen die Lagen eines sauberen Tuches, legen Sie dieses mittig auf das Gelenk und halten Sie es dort fest. Kühlen Sie 5 Minuten, dann 15 Minuten Pause. Wiederholen Sie diesen Zyklus noch 3 Mal oder bis der Tierarzt eintrifft, je nachdem, was eher der Fall ist.

2. *Machen Sie einen Gelenksverband.* Wenn das Gelenk sich gut bandagieren lässt (Sprunggelenk, Karpalgelenk, Fesselgelenk), legen Sie einen leichten Druckverband an. Bringen Sie das Pferd in den Stall, damit der Verband sich nicht lockert.

Eigenbehandlung:

*(Sehen Sie auf der **Checkliste** nach, ob eine Eigenbehandlung für die geschwollenen Gelenke Ihres Pferdes in Frage kommt. Wenn die Antworten, die Sie in der Checkliste geben, sich irgendwann während der Eigenbehandlung zum Schlechteren verändern, rufen Sie den Tierarzt.)*

Schritt 1. *Kühlen Sie das Gelenk.* Begrenzen Sie die Geschwindigkeit, mit der die Entzündung sich ausbreitet, durch das Kühlen des Gelenks. Wenn das Wetter es zulässt, lassen Sie 10 Minuten lang kaltes Wasser aus dem Schlauch über das Gelenk laufen. (Wenn es draußen kalt ist, können Sie diesen Schritt auslassen.) Legen Sie dann einen Kühlbeutel locker auf. (Blättern Sie zu **Während Sie warten, Schritt 1**, auf der linken Seite. Wiederholen Sie den Zyklus viermal.)

Schritt 2. *Bewegen Sie das Pferd und kühlen Sie dann wieder.* Lassen Sie das Pferd an der Hand oder unter dem Reiter 15 Minuten lang Schritt gehen. Wiederholen Sie das innerhalb der nächsten 24 Stunden viermal und lassen Sie dabei zwischen den Spaziergängen jeweils mindestens 4 Stunden (aber nicht mehr als 8 Stunden) verstreichen. Dadurch sorgen Sie dafür, dass die Gelenksflüssigkeit sich überall hin verteilt. Reiten Sie auf ebenem Boden ohne Gefälle und vermeiden Sie enge Wendungen, um keine Belastung auf die Gelenke zu bringen. Kühlen Sie das Gelenk nach jedem Spaziergang wieder und bringen Sie das Pferd in eine Box oder einen kleinen Paddock, in dem es sich nicht viel bewegen kann.

Schritt 3. *Schauen Sie sich das Ganze noch einmal an.* Sehen Sie sich das Gelenk 24 Stunden, nachdem Sie die Schwellung bemerkt und zum ersten Mal behandelt haben, noch einmal gründlich an. Ist es noch sichtbar oder tastbar aufgetrieben? (Wenn Sie sich nicht sicher sind, vergleichen Sie mit dem gleichen Gelenk am gegenüberliegenden Bein.) Wenn immer noch eine Schwellung vorliegt oder wenn die Schwellung von Wärmeentwicklung, Schmerz oder Lahmheit begleitet ist, sollten Sie den Tierarzt rufen. Wenn die Schwellung abgeklungen ist, können Sie Ihr Pferd im Verlauf von 2 Tagen allmählich wieder auf sein normales Arbeitspensum umstellen. Wenn die Schwellung wiederkommt, rufen Sie den Tierarzt.

Gut zu wissen:

Hier sind einige Erkrankungen aufgeführt, die eine Gelenkschwellung oder andere Symptome verursachen können, die denen der Borreliose ähneln.

- »Cauda equina«-Syndrom (Polyneuritis)
- Equine protozoäre Enzephalomyelitis
- Knochenmarksentzündung der Wirbelkörper
- Trauma
- Neurologische Form der Equinen Herpesvirusinfektion.

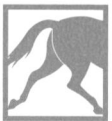

Mäßige bis starke
LAHMHEIT

Sie sehen: Es besteht gar kein Zweifel daran, dass das Pferd lahmt. Auf einer Skala von 0 (alles in Ordnung) bis 5 (unfähig, das Bein zu belasten), würden Sie seine Lahmheit als 3 bis 5 einstufen. Zumindest hinkt es im Trab ständig. Im schlimmsten Falle setzt es den Fuß gar nicht mehr auf den Boden.

Das könnte bedeuten: Eine innere Struktur im Huf oder im Bein ist geschädigt oder erkrankt. Es könnte eine Prellung sein, die ohne Behandlung von alleine vergehen wird, oder es könnte ein Bruch vorliegen, der eine Operation erforderlich macht. Der Grad der Lahmheit kann für diese beiden Extreme derselbe sein.

CHECKLISTE:

Sehen Sie ein Knochenbruchstück durch die Haut ragen?

 Rufen Sie Ihren Tierarzt **gleich** an – hier liegt ein Trümmerbruch vor. Diese Art von Brüchen ist am schwierigsten erfolgreich zu operieren. Es ist eine entschlossene Behandlung nötig, um Ihr Pferd zu retten. Auch Einschläfern könnte in Frage kommen, um sein Leiden abzukürzen.

Sieht das Bein des Pferdes unförmig aus oder steht es in einem seltsamen Winkel ab? Befindet sich oberhalb des Karpal- oder des Sprunggelenks eine harte Schwellung? Weigert das Pferd sich, sich zu bewegen, oder bewegt es sich mit starkem Hinken?

 Rufen Sie Ihren Tierarzt **gleich** an, wenn Sie eine dieser Fragen mit Ja beantwortet haben – es könnte sich um einen Bruch, eine Verrenkung oder eine schwerwiegende Erkrankung oder Verletzung des Muskels handeln, bei der das Bein ruhig gestellt oder behandelt werden muss, um Infektion und Schock zu vermeiden. Blättern Sie zu **Während Sie warten** auf der nächsten Seite.

Befindet sich an dem lahmen Bein eine offene Wunde (ohne dass man einen vorstehenden Knochen sehen würde)?

 Rufen Sie Ihren Tierarzt **gleich** an – wahrscheinlich ist eine wichtige anatomische Struktur verletzt. Während Sie warten, sollten Sie zum entsprechenden Kapitel über Verletzungen blättern.

Spüren Sie an der Sehne an der Rückseite des Röhrbeins des lahmen Beins vermehrte Wärmeentwicklung, liegt eine Schwellung vor oder schmerzt es? Knickt das Bein ein oder biegt es sich in die falsche Richtung, wenn das Pferd sein Gewicht darauf legt?

 Rufen Sie Ihren Tierarzt **gleich** an, wenn Sie eine dieser Fragen mit Ja beantwortet haben – eine Sehne oder ein Band könnte verletzt sein. Blättern Sie zu **Während Sie warten** auf der nächsten Seite.

CHECKLISTE (FORTSETZUNG):

Steht das Pferd mit nach vorne gestreckten Vorderbeinen da? Fühlen die Hufwände der beiden Vorderhufe sich wärmer an als die der Hinterhufe? Spüren Sie, dass in den Vorderfüßen die Mittelfußarterie stärker pulsiert, verglichen mit den Hinterfüßen oder mit anderen Pferden des Stalles?

 NEIN

Fühlt die Hufwand an dem lahmen Bein sich wärmer an als an den anderen drei Beinen? Pulsiert die Mittelfußarterie in diesem Huf stärker? Ist das Pferd innerhalb der letzten Woche ausgeschnitten oder beschlagen worden?

 NEIN

Rufen Sie Ihren Tierarzt an und machen Sie einen Termin aus.

 JA Rufen Sie Ihren Tierarzt **gleich** an, wenn Sie eine dieser Fragen mit Ja beantwortet haben – es könnte sich um Hufrehe handeln. Blättern Sie zu **Während Sie warten** weiter unten.

 JA Rufen Sie **noch heute** Ihren Tierarzt an, wenn Sie eine dieser Fragen mit Ja beantwortet haben – es könnte sich um einen Sohlenabszess handeln, einen Hufnagel, der zu nahe an der Lederhaut sitzt, ein Problem mit einem Eisen oder um einen Bruch des Hufbeins. Blättern Sie zu **Während Sie warten.**

Während Sie warten:

1. *Halten Sie das Pferd ruhig.* Wenn es sich weiter bewegt, kann die Ursache für die Lahmheit noch schlimmer werden. Bringen Sie es an einen Ort, wo ihm nichts passieren kann, und binden Sie es dort an. Stellen Sie ihm, wenn nötig, ein zweites Pferd dazu, damit es nicht aufgeregt herumtrampelt.

2. *Kühlen Sie das Bein.* Wenn Sie problemlos herausfinden können, wo der Schmerz sitzt, dann kühlen Sie diesen Bereich, um Schmerzhaftigkeit und Schwellung einzudämmen. Suchen Sie sich einen Kühlbeutel, der so groß ist, dass er den betreffenden Bereich auf allen Seiten um mindestens 5 cm überlappt. Legen Sie ihn zwischen die Lagen eines sauberen Tuches, legen Sie dieses mittig auf den Bereich und halten Sie es dort mit der Hand fest, oder legen Sie einen Verband darüber. Lassen Sie den Kühlbeutel 5 Minuten

am Pferd, dann machen Sie 15 Minuten Pause. Wiederholen Sie diesen Zyklus noch dreimal oder so oft, bis der Tierarzt kommt, je nachdem, was eher der Fall ist.

3. *Machen Sie einen Stützverband.* Wenn Sie einigermaßen sicher sind, wo das Problem sitzt, legen Sie dort einen Stützverband an. Passen Sie den Verband an den Bereich an, den Sie verbinden wollen, legen Sie eine Polsterlage extra mit ein und achten Sie vor allem darauf, die elastische Lage gleichmäßig und so fest zu wickeln, dass der Verband nicht rutscht.

4. *Füttern Sie das Pferd nicht.* Geben Sie kein Futter, sondern nur Wasser, bis der Tierarzt kommt und Hufrehe als Ursache der Lahmheit bestätigen oder ausschließen kann oder bis er entscheiden kann, ob eine sofortige Operation notwendig ist.

Versuchen Sie nicht, eine Schiene anzulegen, ohne dass Ihr Tierarzt Ihnen dazu geraten hat und Sie praktische Erfahrung im Anlegen eines solchen Gerätes haben. Zwar kann eine Schiene helfen, weitere Verletzungen zu vermeiden, weil ein instabiles Bein damit bewegungslos gehalten werden kann, aber in manchen Fällen macht sie alles nur noch schlimmer. Wenn Sie wissen, wie Sie eine Schiene sinnvoll anlegen müssen, und wenn Ihr Tierarzt die Schiene empfiehlt, nachdem Sie ihm die spezielle Verletzung Ihres Pferdes detailliert beschrieben haben, liegt die Entscheidung bei Ihnen.

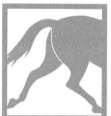

LEICHTE LAHMHEIT,
nur ein Bein betroffen

Sie sehen: Eine leichte Lahmheit an einem Bein – der Kopf nickt etwas, die Hüften stehen etwas schief oder der Tritt wird etwas verkürzt. Das Ganze ist schwer zu sehen und tritt im Schritt und Trab, auf dem Zirkel oder auf Gefällestrecken nicht die ganze Zeit auf. Vielleicht haben Sie in der Bewegung auch gar keine Lahmheit bemerkt, aber wenn das Pferd steht, stellt es ein Bein die ganze Zeit auf der Zehe ab oder verlagert ständig das Gewicht von diesem Bein weg.

Das könnte bedeuten: Es könnte sich um ein kleineres Problem handeln, das sich von selbst löst, aber es kann auch der Anfang eines größeren Problems sein.

CHECKLISTE:

- Trägt Ihr Pferd sein Gewicht normal, verlagert aber im Ruhezustand das Gewicht innerhalb weniger Minuten immer wieder von dem Bein weg?
- Zeigt es die Lahmheit ausgeprägter, wenn es auf weichem Boden arbeiten soll?
- Liegt eine ungewöhnliche Erwärmung oder Schwellung in den Weichteilen auf der Hinterseite der Röhrbeine vor?
- Zeigt es Anzeichen von Schmerz, wenn Sie auf das Gewebe an der Rückseite des Röhrbeins drücken?

 NEIN

Hat das Pferd innerhalb der letzten 72 Stunden eine Injektion in das lahme Bein oder in dessen Nähe erhalten? Ist die Spritzstelle geschwollen, schmerzhaft oder ungewöhnlich warm?

 NEIN

Sehen Sie auf dem Bein eine offene Fleischwunde?

 NEIN

Liegen am Bein Schwellungen vor, die ein Gelenk mit betreffen?

 NEIN

Fühlt die Hufwand sich ungewöhnlich warm an, wenn Sie mit den anderen Hufen vergleichen? Ist der Kronrand geschwollen (stehen in diesem Bereich die Haare auf)? Stolpert das Pferd im Trab? Ist es in der letzten Woche ausgeschnitten oder beschlagen worden?

 NEIN

 JA Rufen Sie Ihren Tierarzt **gleich** an, wenn Sie eine dieser Fragen mit Ja beantwortet haben – es könnte sich um eine Verletzung der Beugesehnen handeln, die sich verschlimmern kann, wenn man zu lange wartet, bis man eine sinnvolle Behandlung einleitet. Blättern Sie zu **Während Sie warten** auf der nächsten Seite.

 JA Rufen Sie Ihren Tierarzt **gleich** an, wenn Sie eine dieser Fragen mit Ja beantwortet haben – es könnte sich um eine Infektion im Muskel handeln (Clostridien-Myositis).

 JA Rufen Sie **noch heute** Ihren Tierarzt an – wichtige Stützgewebe könnten verletzt sein. Blättern Sie zum entsprechenden Abschnitt über Wunden, während Sie warten.

 JA Rufen Sie **noch heute** Ihren Tierarzt an.

 JA Rufen Sie **noch heute** Ihren Tierarzt an, wenn Sie eine dieser Fragen mit Ja beantwortet haben – es könnte sich um ein Problem innerhalb des Hufes handeln, beispielsweise einen Hufnagel, der zu nahe am Leben sitzt, ein Beschlagsproblem, Hufrollenentzündung, Schale, einen Sohlenabszess oder eine Verknöcherung der Strecksehnenansätze am Hufbein.

CHECKLISTE (FORTSETZUNG):

Hat die Lahmheit sich allmählich im Verlauf von 3 Wochen oder länger eingestellt? Ist sie durch Ruhe nicht besser geworden?

 Rufen Sie **noch heute** Ihren Tierarzt an, wenn Sie beide Fragen mit Ja beantwortet haben – es könnte sich um ein degeneratives Problem handeln, das chronisch werden kann, wenn es nicht bald diagnostiziert und behandelt wird.

Ist Ihr Pferd jünger als 5 Jahre, wird es gut trainiert und zeigt es eine leichte Vorhandlahmheit? Befindet sich an der Vorderseite des Röhrbeins an dem lahmen Bein eine leicht schmerzhafte Schwellung?

 Wenn Sie beide Fragen mit Ja beantwortet haben, könnte es sich um einen leichten Fall von Schienbein handeln. Wenden Sie die **Eigenbehandlung** von weiter unten an.

Rufen Sie Ihren Tierarzt an und machen Sie einen Termin aus.

Während Sie warten:

1. *Bringen Sie das Pferd in den Stall.* Wenn es sich bewegt, kann sich sein Zustand verschlimmern. Bringen Sie es in eine Box oder einen Paddock und stellen Sie ihm vielleicht noch ein zweites Pferd dazu, damit es sich nicht aufgeregt bewegt.

2. *Kühlen Sie den Huf, die Sehne oder das Gelenk, in dem Sie das Problem vermuten.* Suchen Sie sich einen Kühlbeutel, der groß genug ist, um auf allen Seiten mindestens 5 cm über die Ränder des betroffenen Bereiches überzustehen. Legen Sie ihn zwischen die Lagen eines sauberen Tuches, legen Sie dieses mittig auf den Bereich und halten Sie es dort fest. Kühlen Sie 5 Minuten, dann lassen Sie den Bereich 15 Minuten in Ruhe. Wiederholen Sie diesen Zyklus noch dreimal oder bis Ihr Tierarzt kommt, was auch immer zuerst der Fall ist.

3. *Legen Sie einen Stützverband an.* Wenn Sie sich einigermaßen sicher sind, wo das Problem liegt, legen Sie einen Stützverband an und richten Sie sich dabei nach dem Bereich, den Sie bandagieren wollen. Legen Sie eine Lage Polsterung extra ein und achten Sie besonders darauf, die elastische Lage gleichmäßig und fest genug zu wickeln, damit der Verband nicht rutschen kann.

4. *Geben Sie dem Pferd kein Futter, wenn Sie eine Hufrehe vermuten.* Geben Sie ihm kein Futter, sondern nur Wasser, bis der Tierarzt kommt und eine Hufrehe als Ursache der Lahmheit bestätigen oder ausschließen kann.

Eigenbehandlung:

*(Sehen Sie auf der **Checkliste** nach, ob eine Eigenbehandlung für die leichte Lahmheit Ihres Pferdes in Frage kommt. Wenn die Lahmheit, die Wärmeentwicklung oder die Schwellung nach 3 Tagen Eigenbehandlung immer noch andauern, oder wenn die Antworten, die Sie in der Checkliste geben, sich irgendwann während der Eigenbehandlung zum Schlechteren verändern, rufen Sie den Tierarzt.)*

Schritt 1. *Kühlen Sie das »Schienbein«.* Siehe Während Sie warten. Wiederholen Sie den Kühlzyklus weitere viermal. Machen Sie damit zweimal täglich für 3 Tage weiter oder so lange, bis Sie weder Wärmeentwicklung noch Schwellung bemerken können – je nachdem, was kürzer dauert.

Schritt 2. *Bandagieren Sie das »Schienbein«.* Umwickeln Sie den Bereich mit einem hohen Verband. Wechseln Sie den Verband täglich und machen Sie damit 3 Tage lang weiter oder so lange, bis weder Wärmeentwicklung noch Schwellung auftreten. Wenn Wärme und Schwellung nach 3 Tagen noch andauern, rufen Sie den Tierarzt.

Schritt 3. *Nehmen Sie das Pferd aus dem Training.* Bringen Sie es mindestens 4 Wochen lang in eine Box oder einen Paddock. Gehen Sie in dieser Zeit täglich zweimal mit ihm an der Hand jeweils 15 Minuten spazieren, um den Blut-

kreislauf in Gang zu halten und Steifwerden zu verhindern. Fangen Sie dann allmählich wieder mit dem Training an und passen Sie den Trainingsplan so an, dass der Zustand nicht wieder aufflammt. Bauen Sie kürzere Arbeitseinheiten mit ein, die die Beine weniger belasten. Wenn die Lahmheit wiederkehrt, rufen Sie Ihren Tierarzt.

Bandagieren und Sparen

Sie können Ihre ausgemusterten Kniestrümpfe recyceln, indem Sie den Fußteil abschneiden und den Rest als weiche und anschmiegsame Sicherheitsschicht für bandagierte Pferdebeine verwenden. Rollen Sie einen Strumpf auf, streifen Sie ihn über den Pferdehuf und lassen Sie ihn in der Fesselbeuge liegen, während Sie die Bandage anlegen. Dann rollen Sie den Strumpf über die Polsterungslage auseinander.

Darüber wickeln Sie die Kompressionslage.

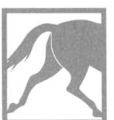

LEICHTE LAHMHEIT,
zwei oder mehr Beine betroffen

Sie sehen: Steifheit, verkürzte Tritte oder häufige Gewichtsverlagerung im Stehen, als ob das Pferd keine bequeme Position finden würde. Das typische Kopfnicken oder die ungleichmäßige Hüfthaltung werden Sie wahrscheinlich nicht sehen, wenn beide Beine eines Beinpaares (links und rechts) gleich lahm sind – solche Symptome treten nur auf, wenn ein Bein mehr schmerzt als das andere.

Das könnte bedeuten: Es könnte sich um ein geringfügiges Problem handeln, das von selbst wieder verschwindet, aber auch um ein Anzeichen für ein größeres Problem wie beispielsweise eine Allgemeinerkrankung.

CHECKLISTE:

Verweigert das Pferd das Futter, ist es niedergeschlagen oder hat es Fieber? Scheint die Lahmheit von einem Bein zum anderen zu wechseln?

 Rufen Sie Ihren Tierarzt **gleich** an, wenn Sie eine dieser Fragen mit Ja beantwortet haben – es könnte sich um eine Allgemeinerkrankung wie Borreliose handeln. Blättern Sie zu **Während Sie warten Nr. 1** auf der gegenüberliegenden Seite.

Treten am Rumpf, an der Kruppe oder an den Rückenmuskeln irgendwelche Schwellungen oder eine ungewöhnliche Wärmeentwicklung auf? Wehrt sich das Pferd, wenn Sie mit der Fingerspitze auf einen dieser Bereiche drücken?

 Rufen Sie Ihren Tierarzt **gleich** an, wenn Sie eine dieser Fragen mit Ja beantwortet haben – es könnte sich um einen Kreuzverschlag handeln. Blättern Sie zu **Während Sie warten Nr. 2** auf der gegenüberliegenden Seite.

Fühlen beide Vorderhufe sich warm an, wenn Sie mit den Hinterhufen vergleichen? Oder fühlen alle 4 Hufe sich ungewöhnlich warm an? Gibt das Pferd die Hufe nicht? Stellt es die Vorderbeine weiter nach vorne heraus als sonst? Ist die Lahmheit oder Bewegungsunwilligkeit größer, wenn es auf einer harten Oberfläche gehen soll? Pulsiert die Mittelfußarterie in den Vorderfüßen stärker, verglichen mit den Hinterfüßen oder mit anderen Pferden des Stalles?

 Rufen Sie Ihren Tierarzt **gleich** an, wenn Sie eine dieser Fragen mit Ja beantwortet haben – es könnte sich um das Frühstadium einer Hufrehe handeln. Sie lässt sich umso besser erfolgreich behandeln, je weniger Zeit Sie verstreichen lassen. Blättern Sie zu **Während Sie warten Nr. 2 und Nr. 3.**

Erkennen Sie an dem lahmen Bein Schwellungen an einem oder mehreren Gelenken?

 Rufen Sie **noch heute** Ihren Tierarzt an.

 Rufen Sie **noch heute** Ihren Tierarzt an.

Scheint das Pferd einen steifen Hals oder Rücken zu haben, geht es Wendungen, ohne sich zu biegen (wie ein Brett), oder kann es Futter oder Wasser, die es am Boden angeboten bekommt, nur mühsam erreichen?

CHECKLISTE (FORTSETZUNG):

Stolpert das Pferd im Schritt oder im Trab?

 NEIN

 JA Rufen Sie **noch heute** Ihren Tierarzt an – es könnte sich um ein Problem innerhalb der Hufe handeln, beispielsweise um eine Hufrollenentzündung oder um Schale. Blättern Sie zu **Während Sie warten Nr. 2 und Nr. 3.**

War innerhalb der letzten Woche der Schmied für Ihr Pferd da?

 NEIN

 JA Rufen Sie **noch heute** Ihren Tierarzt an – es könnte ein Problem aufgrund des Ausschneidens oder des Beschlagens vorliegen.

Hat die Lahmheit sich allmählich im Verlauf von 3 oder mehr Wochen eingestellt? Ist sie durch Ruhe nicht besser geworden?

 NEIN

 JA Rufen Sie **noch heute** Ihren Tierarzt an – es könnte sich um ein degeneratives Problem handeln, das chronisch werden kann, wenn es nicht frühzeitig diagnostiziert und behandelt wird.

Ist das Pferd jünger als 5 Jahre? Wird es gut trainiert? Befindet sich an der Vorderseite der beiden Vorder-Röhrbeine eine leicht schmerzhafte Schwellung?

 NEIN

 JA Wenn Sie alle diese Fragen mit Ja beantwortet haben, könnte es sich um einen leichten Fall von Schienbein handeln. Wenden Sie die **Eigenbehandlung** von S. 69 an.

Rufen Sie Ihren Tierarzt an.

Während Sie warten Nr. 1:

Isolieren Sie Ihr Pferd von anderen Pferden, für den Fall, dass es ansteckend sein sollte. Um zu verhindern, dass eine möglicherweise ansteckende Erkrankung sich ausbreitet, sollten Sie es auf einen Paddock oder in eine Box mit getrennter Wasserversorgung stellen, mindestens 7 m von den anderen Pferden entfernt. Waschen Sie sich die Hände und desinfizieren Sie Ihre Stiefel, nachdem Sie Umgang mit Ihrem Pferd hatten und bevor Sie Umgang mit anderen Pferden haben.

Während Sie warten Nr. 2:

Bringen Sie Ihr Pferd in den Stall. Durch Bewegung könnte sein Zustand schlimmer werden. Bis zum gegenteiligen Beweis bringen Sie es in eine Box oder einen kleinen Paddock und stellen ihm, falls nötig, ein zweites Pferd daneben, damit es sich nicht aufgeregt bewegt.

Während Sie warten Nr. 3:

1. *Kühlen Sie den Fuß.* Suchen Sie sich einen biegsamen Kühlbeutel, der groß genug ist, um ihn die gesamte Hufwand wickeln zu können (wahrscheinlich brauchen Sie dazu zwei Kühlbeutel). Legen Sie den Kühlbeutel (oder die beiden Kühlbeutel) auf und sichern Sie sie mit einem Verband. Belassen Sie die Kühlbeutel für 5 Minuten am Huf. Wiederholen Sie das alle halbe Stunde oder bis der Tierarzt kommt, je nachdem, was eher eintritt.

2. *Geben Sie dem Pferd kein Futter.* Geben Sie ihm kein Futter, sondern nur Wasser – bis der Tierarzt eintrifft und eine Hufrehe als Ursache der Lahmheit bestätigen oder ausschließen kann.

LAHMHEIT,
nachdem der Hufschmied da war

Sie sehen: Innerhalb der letzten Woche war der Schmied da und hat Ihr Pferd ausgeschnitten oder beschlagen. Nun scheint das Pferd empfindlich an den Hufen zu sein. Es zeigt nur zögerlich den gewohnten Raumgriff, verhält sich möglicherweise auf Steinen oder Felsen empfindlich und geht eventuell eindeutig lahm.

Das könnte bedeuten: Es gibt eine ganze Anzahl von Problemen, die sich nach der Hufpflege an den Hufen oder Beinen eines Pferdes entwickeln können. Schieben Sie nicht allzu schnell Ihrem Schmied die Schuld in die Schuhe. Die Liste der Probleme, die sich aufgrund eines Beschlags ergeben können, wird von Dingen angeführt, die mit mangelhaftem Können oder Beschlagsfehlern nichts zu tun haben. Außerdem sollten Sie sich hüten, voreilig falsche Schlüsse zu ziehen – was Sie da sehen, könnte mit dem Schmiedbesuch überhaupt nichts zu tun haben.

CHECKLISTE:

Bemerken Sie an den Hufwänden der betroffenen Füße eine übermäßige Wärmeentwicklung? Können Sie an diesem Huf ein starkes Pulsieren der Mittelfußarterie spüren, wenn Sie mit den anderen Hufen oder mit den Hufen anderer Pferde des Stalles vergleichen? Zuckt das Pferd zusammen, wenn Sie stark auf die Zehe des betroffenen Fußes drücken? Geht das Pferd lahm?

 Rufen Sie Ihren Tierarzt **gleich** an, wenn Sie eine dieser Fragen mit Ja beantwortet haben – es könnte sich um eine Entzündung innerhalb des Hufes handeln, die mit einer Hufrehe, einer Hufrollenentzündung, einem Fall von Strahlfäule, einem zu nahe ans Leben gesetzten Hufnagel oder einem Sohlenabszess zu tun hat.

Zeigt das Pferd eine Reaktion, wenn Sie den Zehenbereich des betroffenen Fußes mit der Hufuntersuchungszange abdrücken?

 Rufen Sie Ihren Tierarzt **gleich** an – Hufrehe ist eine Möglichkeit, Strahlfäule, Hufrollenentzündung oder ein Sohlenabszess sind weitere.

Zeigt das Pferd eine deutliche Lahmheit mit Kopfnicken und schiefer Hüfte?

 Blättern Sie zu **S. 71.**

Können Sie an den Sehnenscheiden ober- und unterhalb des Fesselgelenks an dem betroffenen Bein eine Schwellung oder Auftreibung feststellen?

 Rufen Sie **noch heute** Ihren Tierarzt an – es könnte sich um eine Sehnenscheidenentzündung handeln.

Zeigt das Pferd eine Reaktion, wenn Sie mit der Hufuntersuchungszange die frischen Hufnägel abtasten?

 Rufen Sie **noch heute** Ihren Tierarzt an – das Pferd könnte durch einen falsch gesetzten Hufnagel »vernagelt« worden sein, d. h. der Nagel ist zu tief gegangen und hat empfindliche Gewebe berührt.

CHECKLISTE (FORTSETZUNG):

Gibt die Sohle des betroffenen Hufes auf Druck mit dem Finger leicht nach? Zuckt das Pferd zusammen, wenn Sie das machen?

Informieren Sie Ihren Schmied über die Situation und halten Sie ihn auf dem Laufenden, was die Krankheitsgeschichte des Pferdes betrifft. Gehen Sie diese Checkliste 3 Tage lang jeden Tag durch. Wenn Ihre Antworten sich ändern oder wenn eine gewisse Empfindlichkeit der Hufe sich nicht bessert, rufen Sie Ihren Tierarzt. Wenn Ihr Tierarzt denkt, dass es hilfreich wäre, organisieren Sie Ihren Schmied zu diesem Termin.

Rufen Sie **noch heute** Ihren Tierarzt an – es könnte sich um eine Infektion innerhalb des Hufes handeln, aber auch um eine zu dünne Sohle aufgrund zu starken Ausschneidens, ungenügenden Wachstums oder übermäßiger Abnutzung.

Was Ihr Tierarzt vielleicht tun wird:
Er kann den Tetanusschutz Ihres Pferdes überprüfen und evtl. erneuern.

Einblicke in das Hufleben …

Wenn Ihr Pferd immer (allerdings nur vorübergehend) empfindlich geht, nachdem der Schmied da war, könnte es sein, dass es dünne Sohlen hat. Bitten Sie Ihren Schmied, die Sohlen Ihres Pferdes daraufhin zu überprüfen, ob sie zu dünn sind (oder ob es einen anderen, ernsthafteren Grund für seine Empfindlichkeit gibt). Denken Sie darüber nach, beim Beschlag eine Zwischensohle mit einlegen zu lassen, die gegen den Druck von Steinen schützt.

SCHWELLUNGEN UND BEULEN
im unteren Beinbereich

Sie sehen: Eine Schwellung, eine Beule oder eine andere Deformierung am Bein des Pferdes im Bereich zwischen Kronsaum und Sprunggelenk (am Hinterbein) oder Karpalgelenk (am Vorderbein). Diese Beule kann berührungsempfindlich sein und die Bewegung beeinträchtigen. Selbst wenn sie dem Pferd kein Unbehagen bereitet, gehört sie da eindeutig nicht hin.

Das könnte bedeuten: Es könnte sich um einen reinen Schönheitsfehler handeln. Es könnte aber auch ein Anzeichen für ein ernsthaftes Problem an Knochen, Muskeln, Sehnen, Bändern oder Gelenken sein. Selbst wenn der Zustand an sich nicht ernsthaft ist, könnte er an der Stelle, an der er auftritt, die normale Bewegungsfähigkeit beeinträchtigen.

CHECKLISTE:

Zeigt das Pferd am betroffenen Bein eine Lahmheit?

 JA   Rufen Sie Ihren Tierarzt **gleich** an – es könnte sich um eine Verletzung an Stützgeweben handeln. Blättern Sie zu **Während Sie warten** auf der gegenüberliegenden Seite.

 NEIN

Befindet sich an den Sehnen, die auf der Rückseite des Röhrbeins verlaufen, eine hochgewölbte, feste Verdickung? Ist sie wärmer als normal und schmerzt bei Berührung, obwohl Sie an Ihrem Pferd keine Lahmheit beobachtet haben?

 JA   Rufen Sie Ihren Tierarzt **gleich** an, wenn Sie diese beiden Fragen mit Ja beantwortet haben – es könnte sich um das Frühstadium einer Verletzung oder Infektion an einer Beugesehne (Wade) oder ihrer Sehnenscheide handeln.

 NEIN

Befindet sich im Bereich der Schwellung eine Fleischwunde?

 JA   Blättern Sie zu der **Checkliste,** die zu dieser Art von Verletzung gehört.

 NEIN

Befindet sich an den Sehnen, die auf der Rückseite des Röhrbeins verlaufen, eine hochgewölbte, feste Verdickung? Ist diese Verdickung nicht wärmer als normal und zeigt das Pferd keine Anzeichen von Schmerz, wenn Sie fest auf diese Stelle drücken, während Sie das Bein abgewinkelt hochhalten?

 JA   Wenden Sie die **Eigenbehandlung Nr. 1** von der gegenüberliegenden Seite an. Es hört sich nach Narbengewebe von einer alten Beugesehnenentzündung an.

 NEIN

Sind die Vertiefungen auf beiden Seiten des Röhrbeins, gerade oberhalb des Fesselgelenks, mit einer festen, elastischen Schwellung ausgefüllt?

 JA   Rufen Sie **noch heute** Ihren Tierarzt an – es könnte sich um Windgallen handeln, die entstanden sind, weil die Sehnenscheide an dieser Stelle entzündet ist.

 NEIN

CHECKLISTE (FORTSETZUNG):

Befindet sich auf der Innen- oder der Außenfläche des Röhrbeins unterhalb von Karpal- oder Sprunggelenk ein fester Knoten von Daumengröße oder kleiner? Ist dieser Knoten berüh-rungsempfindlich und ungewöhnlich warm?

 NEIN

Sehen Sie einen festen Knoten wie oben beschrieben, der aber nicht schmerzt und nicht warm ist?

 NEIN

Befindet sich an der Vorderseite des Röhrbeins, auf mittlerer Höhe, eine feste Schwellung, die wie ein glatter Hügel aussieht und die Konsistenz eines Tennisballs hat? Ist sie berührungsempfindlich und ungewöhnlich warm?

 NEIN

Rufen Sie Ihren Tierarzt an und machen Sie einen Termin aus.

 JA Rufen Sie **noch heute** Ihren Tierarzt an – es könnte sich um eine Verletzung des Griffelbeins handeln.

 JA Das klingt nach einem alten, verknöcherten Überbein. Wenden Sie die **Eigenbehandlung Nr. 2** von der nächsten Seite an.

 JA Das klingt nach Schienbein. Wenden Sie die **Eigenbehandlung** von S. 69 an.

Während Sie warten:

1. *Bringen Sie das Pferd in den Stall.* Gehen Sie davon aus, dass die Ursache für die Schwellung und die Lahmheit sich durch Bewegung verschlimmert. Bringen Sie Ihr Pferd in eine Box oder einen kleinen Paddock und stellen Sie ihm notfalls ein zweites Pferd daneben, damit es sich nicht unruhig bewegt.

2. *Kühlen Sie die Verletzung.* Wenn die Beule mit ungewöhnlicher Wärme oder Schwellung verbunden ist, nehmen Sie einen Kühlbeutel, der so groß ist, dass er um mindestens 5 cm über die Schwellung hinausragt. Legen Sie ihn zwischen die Lagen eines sauberen Tuches, das Sie mit der Mitte auf die Schwellung legen und dort festhalten. Halten Sie sich an den folgenden Kühlungsplan: 5 Minuten kühlen, 15 Minuten weg mit dem Kühlbeutel. Wiederholen Sie diesen Zyklus noch dreimal oder so lange, bis Ihr Tierarzt eintrifft – je nachdem, was früher der Fall ist.

Eigenbehandlung Nr. 1:

*(Sehen Sie auf der **Checkliste** nach, ob eine Eigenbehandlung für die alte Sehnenverletzung Ihres Pferdes in Frage kommt. Wenn irgendwann während der Eigenbehandlung die Seh-* *nen wärmer werden, anschwellen oder druckempfindlich sind, wenn Sie sie bei angehobenem Bein abdrücken, rufen Sie den Tierarzt.)*

Schritt 1. *Machen Sie eine kalt-warm-Wechselbehandlung.* Bereiten Sie eine Bittersalzlösung zu, die so heiß ist, dass Sie die Finger gerade noch hineinstecken können. Tränken Sie eine Einmalwindel oder ein Geschirrtuch mit der Lösung, falten Sie das Tuch einmal und legen Sie es über die Sehne. Dort soll es 5 Minuten bleiben. Machen Sie es immer wieder nass, damit es heiß bleibt. Nehmen Sie nun das Tuch ab und lassen Sie 5 Minuten lang kaltes Wasser aus dem Schlauch (ohne Druck) über den Bereich laufen. Nun kühlen Sie den Bereich (siehe **Während Sie warten**, Schritt 2, für eine genaue Anleitung.) Halten Sie den Kühlbeutel 5 Minuten lang auf die Sehne. Wiederholen Sie diesen Zyklus (Wärme, kaltes Wasser, Eis) noch einmal und hören Sie mit einer Wärmebehandlung auf. Häufigkeit: 2 Wochen lang zweimal täglich.

Schritt 2. *Machen Sie eine physikalische Therapie.* Diese 3 Schritte sollten Sie nach jeder Wechselbehandlung mit Wärme und Kälte durchführen:

A. Reiben Sie unmittelbar nach der letzten Wärmebehandlung ein Sehnenfluid in die Sehnen ein. Benutzen Sie dazu die Fingerkuppen (bitte keine langen Fingernägel) und massieren Sie in einer 5-minütigen Tiefenmassage die gesamte Länge der Sehnenfasern entlang. Stellen Sie sich vor, dass Sie mit den Finger die Fasern »kämmen«, sie also zerteilen und schön glatt legen. Machen Sie das so fest, wie Sie können, ohne dem Pferd Unbehagen zu verursachen.

B. Wiederholen Sie die 5-minütige Massage und stellen Sie diesmal die Hufspitze des Pferdes auf ein 2,5 cm dickes Brett. (Dadurch wird es einfacher, die Sehnen voneinander zu trennen und zu dehnen.) Wenn das Pferd Widerstand leistet (das Bein hochhebt oder es wegzieht), beginnen Sie mit einem 13 mm starken Brett und kürzeren Massageeinheiten, und arbeiten sich zu dem stärkeren Brett und 5-Minuten-Sitzungen vor, bis es das ohne Widerstand zulässt.

C. Führen Sie es auf einem flachen, ebenen harten Boden eine Viertelstunde lang an der Hand.

Schritt 3. *Wenden Sie einen Breiumschlag an.* Bestreichen Sie die Sehne nach dem Spaziergang mit einem handelsüblichen oder einem selbst gemachten Breiumschlag. Decken Sie das Ganze locker mit einer Plastikfolie ab und lassen Sie Verbandwatte und eine Bandage folgen. Lassen Sie den Breiumschlag 2 bis 4 Stunden ziehen, entfernen Sie dann alle Verbandlagen und waschen Sie die Paste mit Seife und warmem Wasser gründlich ab. Spülen Sie das Ganze ab und tupfen Sie das Fell trocken. Machen Sie zur Stützung des Beins einen hohen Verband, der bis zur nächsten Behandlung am Bein verbleibt.

Schritt 4. *Sehen Sie sich das Ganze 2 Wochen später wieder an.* Ob die Schwellung der Sehne zurückgeht oder nicht, hängt davon ab, wie schwer die ursprüngliche Verletzung war, wie alt sie ist und wie viel Narbengewebe sich entwickelt hat. Erwarten Sie nicht, dass Sie sofort eine deutliche Verbesserung sehen – dazu müssen die wild durcheinanderliegenden Sehnenfasern wieder sauber geordnet werden, und das kann mehrere Wochen dauern. Innerhalb der ersten 2 Wochen wissen Sie aber, dass Sie Fortschritte gemacht haben, wenn die verdickte Sehne sich beweglicher anfühlt und das Pferd die Behandlung aus Schritt 2, die Massage mit höhergestellter Zehe, besser toleriert.

Wenn das der Fall ist, machen Sie weitere 2 Wochen mit den Schritten 1 bis 3 weiter. Wenn keine Besserung sichtbar ist, kann es sein, dass die alte Sehnenverletzung sich durch eine weitere Eigenbehandlung nicht bessern wird. (Zu den Alternativen gehören eine Operation, bei der übermäßiges Narbengewebe durchtrennt wird, so dass die neuwachsenden Sehnenfasern die Richtung besser einhalten können, aber auch das (Unter-) Spritzen der Sehne mit verschiedenen Medikamenten. Die Nachsorge sieht ähnlich aus wie die Behandlung, die in den Schritten 1 bis 3 dargestellt ist.)

Achtung: Selbst wenn das Aussehen der Sehne sich verbessert hat, liegen in einer verheilten Sehne Gewebe vor, die schwächer und weniger elastisch sind als das ursprünglich in der Verletzung vorhandene Gewebe, und das bedeutet, dass die Sehne jetzt anfälliger für Verletzungen ist. Wenn Sie Ihr Pferd im Sport einsetzen, sollten Sie darüber nachdenken, ob Sie ihm nicht weniger anstrengende Aufgaben stellen wollen.

Eigenbehandlung Nr. 2:

*(Sehen Sie auf der **Checkliste** nach, ob eine Eigenbehandlung für die verknöcherten Überbeine Ihres Pferdes in Frage kommt. Wenn zu irgendeinem Zeitpunkt während der Behandlung Lahmheit, ungewöhnliche Wärmeentwicklung oder Empfindlichkeit auftritt, rufen Sie den Tierarzt – das Griffelbein könnte gebrochen sein.)*

Beachten Sie: Verknöcherte Überbeine verursachen nur selten eine Lahmheit oder eine mechanische Beeinflussung der normalen Beinfunktion. Man behandelt sie hauptsächlich deswegen, weil man sie als Schönheitsfehler betrachtet. Wenn Ihr Tierarzt der Meinung ist, dass das verknöcherte Überbein Ihres Pferdes kein Problem darstellt und wenn Sie nichts gegen das Aussehen des Beins haben, haben Sie durchaus die Option, gar nichts daran zu tun. Wenn Sie versuchen wollen, das Überbein kleiner und weniger hervorstehend zu bekommen, können Sie es mit der folgenden Behandlung probieren.

Schritt 1. *Machen Sie kalt-warme Wechselanwendungen.* Befolgen Sie Schritt 1 der Eigenbehandlung Nr. 1 (S. 76) und behandeln Sie dabei den Bereich der Griffelbeine. Häufigkeit: zwei Wochen lang zweimal täglich.

Schritt 2. *Legen Sie einen Breiumschlag an.* Befolgen Sie Schritt 3 der Eigenbehandlung Nr. 1 (S. 76), behandeln Sie aber diesmal den Bereich der Griffelbeine.

Schritt 3. *Sehen Sie sich das Ganze nach 2 Wochen wieder an.* Überprüfen Sie, ob die Größe der Verknöcherungen an den Griffelbeinen sich verändert hat. Wenn Sie das Gefühl haben, dass sie kleiner geworden sind, machen Sie mit der Behandlung 2 Wochen lang weiter und sehen Sie sich das Ganze danach wieder kritisch an. Wenn sich nichts getan hat, werden die Überbeine von der Eigenbehandlung wahrscheinlich nicht besser. Das ist aber kein Grund zur Verzweiflung: im Verlauf einiger Monate werden viele stark hervortretende Überbeine von selbst glatter und kleiner.

Eine weitere Behandlungsmöglichkeit ist eine Operation oder eine Umspritzung des Überbeins mit einem Medikament. Die Nachsorge entspricht der oben aufgeführten Behandlung.

Wie man ein Bein zum Schwitzen bringt …

Anstatt eines Breiumschlages kann man das Bein auch »zum Schwitzen bringen«, um die Schwellung des unteren Beinbereichsbei einem gutartigen Zustand wie angelaufenen Beinen zu reduzieren, aber auch in Fällen, in denen Ihr Tierarzt Ihnen empfiehlt, eine Verletzung mit Wärme zu behandeln. Und so wird's gemacht:

• Bringen Sie eine entsprechende Paste nach der Anweisung Ihres Tierarztes oder nach Etikett auf.

• Decken Sie den Bereich lose mit einer Küchenfolie ab und legen Sie die Folie glatt an das Pferdebein an.

• Versorgen Sie den Bereich nun mit einem normalen Beinverband.

• Als Faustregel gilt, dass eine Wärmepackung 12 Stunden am Bein bleibt, wenn es nicht anders auf dem Etikett steht oder Ihnen vom Tierarzt anders gesagt wird. Danach entfernen Sie die Bandage und spülen das Bein ab. Lassen Sie es nun 12 Stunden »ruhen« und bringen Sie dann eine weitere Wärmepackung für 12 Stunden auf. Wiederholen Sie das so oft wie nötig oder angegeben.

SCHWELLUNGEN UND BEULEN
im oberen Beinbereich

Sie sehen: Eine Schwellung, eine Beule oder eine andere Deformierung am Bein des Pferdes oberhalb des Sprunggelenks (am Hinterbein) oder des Karpalgelenks (am Vorderbein). Diese Beule kann berührungsempfindlich sein und die Bewegung beeinträchtigen. Selbst wenn sie dem Pferd kein Unbehagen bereitet, gehört sie da eindeutig nicht hin.

Das könnte bedeuten: Es könnte sich um einen reinen Schönheitsfehler handeln. Es könnte ein Tumor sein. Es könnte aber auch ein äußeres Anzeichen für ein ernsthaftes Problem an Knochen, Muskeln, Sehnen, Bändern oder Gelenken sein. Selbst wenn der Zustand an sich nicht ernsthaft ist, könnte er an der Stelle, an der er auftritt, die normale Bewegungsfähigkeit beeinträchtigen.

CHECKLISTE:

Zeigt das Pferd auf dem betroffenen Bein Anzeichen von Lahmheit?

 Blättern Sie zu **S. 66, 68.**

Betrifft die Schwellung das Ellenbogen- oder das Kniegelenk?

 Rufen Sie **noch heute** Ihren Tierarzt an.

Befindet sich auf der Beule eine Fleischwunde oder eine Abschürfung?

 Blättern Sie zu der **Checkliste,** die für diese Art von Verletzung zutrifft.

Wehrt sich das Pferd, wenn Sie das betroffene Bein abbeugen?

 Rufen Sie **noch heute** Ihren Tierarzt an – es könnte sich um eine Verletzung des Knochens oder der Stützgewebe im Gelenk oder im Gelenksbereich handeln.

Steht die Beule im Zusammenhang mit einem verdickten oder haarlosen Bereich am Ellbogengelenk?

 Rufen Sie **noch heute** Ihren Tierarzt an – es könnte sich um eine Stollbeule handeln.

Befindet sich unter der Haut an der Außenseite des Gelenks, kurz unterhalb des Kniegelenks, ein harter, schmerzloser Knoten?

 Rufen Sie **noch heute** Ihren Tierarzt an – es könnte sich um eine tumorähnliche Wucherung handeln, die Calcinosa circumscripta heißt.

Bewegt der Knoten sich, wenn Sie die Haut des Pferdes verschieben?

 Blättern Sie zu **S. 103.**

CHECKLISTE (FORTSETZUNG):

Besteht die Beule aus einer weichen bis harten Schwellung (wie ein mit Wasser gefüllter Ballon oder ein Tennisball) über einem stark bemuskelten Bereich, beispielsweise an Kruppe, Oberschenkel, Brust oder Schulter und tritt dort weder Wärmeentwicklung noch Schmerz auf?

 JA Das klingt nach einem Hämatom oder einem Serom. Wenn es sich wie ein mit Wasser gefüllter Ballon anfühlt und größer als ein Hockeypuck ist, rufen Sie noch heute Ihren Tierarzt, der vielleicht das Blut abfließen lassen kann, so dass das Ganze schneller abheilt. Ansonsten wenden Sie die **Eigenbehandlung** von weiter unten an.

 NEIN

Rufen Sie Ihren Tierarzt an und machen Sie einen Termin aus.

Eigenbehandlung:

*(Sehen Sie auf der **Checkliste** nach, ob eine Eigenbehandlung für die Beule im oberen Beinbereich Ihres Pferdes in Frage kommt. Wenn die Antworten, die Sie in der Checkliste geben, sich irgendwann während der Eigenbehandlung zum Schlechteren verändern, rufen Sie den Tierarzt.)*

Schritt 1. *Kühlen Sie den Bereich und wenden Sie Druck an, um die Blutung unter der Haut zu stillen.* Nehmen Sie einen Kühlbeutel, der so groß ist, dass er um mindestens 5 cm über die Ränder der Beule hinausragt. Legen Sie ihn direkt auf die Haut und drücken Sie fast so stark, dass Sie Ihr Pferd damit aus dem Gleichgewicht bringen. (Bitten Sie einen Helfer, von der anderen Seite zu drücken, damit das Pferd ruhig stehen kann.) Halten Sie das Eis 20 Minuten lang am Pferd, dann 5 Minuten ruhen lassen. Wiederholen Sie das noch zweimal mit frischen Kühlbeuteln.

Schritt 2. *Bringen Sie Ihr Pferd in den Stall, damit sich so in Ruhe ein Gerinnungsherd bilden kann, der die Blutung zum Stillstand bringt.* Sperren Sie das Pferd für die nächsten 12 Stunden in eine Box oder einen kleinen Paddock, wo es frisches Gras oder Heu findet und einen Kollegen hat, damit es sich nicht aufgeregt bewegt.

Schritt 3. *Stimulieren Sie den Bereich, um die Auflösung der Blut- oder Serumansammlung anzuregen.* Das tun Sie am folgenden Tag:
• Legen Sie eine mit heißem (für die Haut erträglichem) Wasser gefüllte Wärmflasche auf die Schwellung und halten Sie sie 5 Minuten lang dort.
• Lassen Sie sofort für 5 Minuten einen Kühlbeutel folgen.
• Lassen Sie darauf 2 Minuten anregender Massage mit einem Gummistriegel folgen, um die Gewebe zu erweichen und die Durchblutung zu fördern.
• Wiederholen Sie diesen Zyklus noch zweimal, so dass Sie pro Sitzung 3 solcher Zyklen durchlaufen.
• Häufigkeit: zweimal täglich.

Schritt 4. *3 Tage oder länger nach der Verletzung sollten Sie überlegen, ob Bewegung hilfreich wäre, um die Durchblutung zu verbessern und die Narbenbildung im Rahmen zu halten.* Verschaffen Sie dem Pferd unmittelbar nach Durchführung von Schritt 3 Bewegung. Mit einem Pferd, das normalerweise nicht geritten wird, gehen Sie 5 Minuten lang Schritt, dann 15 Minuten lang abwechselnd Schritt und Trab, und zum Abkühlen noch einmal 10 Minuten lang Schritt. Mit einem Pferd, das regelmäßig trainiert wird, machen Sie 50 % weniger als sonst.

Schritt 5. *Machen Sie damit weiter.* Wiederholen Sie die Schritte 1 bis 4 so lange, bis der Bereich sich wieder normal anfühlt. Das kann bis zu 6 Wochen dauern, je nach Schwere und Alter des Hämatoms oder Seroms zu dem Zeitpunkt, zu dem Sie mit der Behandlung angefangen haben. (Je älter es ist, desto länger braucht es, um sich aufzulösen.)

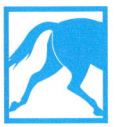

HINTERBEIN
hakt ein

Sie sehen: Wenn Sie zu der Zeit im Sattel gesessen haben, können Sie nur schwer sagen, was passiert ist. Das Pferd geht normal im Schritt oder Trab und dann kippt plötzlich die Hüfte auf einer Seite ab oder es verharrt mitten in der Schrittbewegung eines Hinterbeins. Wenn Sie zugesehen haben, können Sie sehr deutlich erkennen, was passiert ist: Das Hinterbein hat normal nach vorne gegriffen, die Last des Körpergewichts aufgenommen und das Pferd nach vorne bewegt und wurde dann nach hinten ausgestreckt – und in dieser vollständig gestreckten Position ist es einen Moment lang eingerastet.

Das könnte bedeuten: Entweder ist ein Band in der Nähe der Kniescheibe (im Kniebereich am Hinterbein) verlängert oder hat sich verschoben, oder das Pferd hat nicht genügend Muskelkraft im oberen Bereich des Hinterbeins.

CHECKLISTE:

Ist das Pferd relativ schlecht in Form, beispielsweise weil das Training erst angefangen hat? Ist das das erstemal, dass so etwas passiert ist?

 Das klingt nach einer Kniescheiben-Fixation. Wenden Sie die **Eigenbehandlung** von weiter unten an.

Rufen Sie Ihren Tierarzt an und machen Sie einen Termin aus. Eine Behandlung kann nötig sein, um eine Entzündung oder eine fehlerhafte Länge oder Position eines Bandes zu korrigieren, das die Kniescheibe stabilisiert. Blättern Sie zu **Während Sie warten** auf der nächsten Seite.

Während Sie warten:

Schränken Sie die Bewegungsmöglichkeiten des Pferdes ein. Es ist nicht gut für das Pferd, wenn das Bein immer wieder einrastet. Deswegen sollten Sie alle Bewegungen meiden, die zu diesem Einrasten führen können, bis Ihr Tierarzt Ihnen weitere Ratschläge geben kann. Wenn das bedeutet, dass Sie das Pferd in einen kleinen Paddock oder in eine Box bringen müssen, tun Sie das.

Eigenbehandlung:

*(Sehen Sie auf der **Checkliste** nach, ob eine Eigenbehandlung für die Kniescheibenfixation Ihres Pferdes in Frage kommt. Wenn die Antworten, die Sie in der Checkliste geben, sich irgendwann während der Eigenbehandlung zum Schlechteren verändern, rufen Sie den Tierarzt.)*

Überprüfen Sie die Haltung und den Trainingsplan des Pferdes.

• Wenn das Pferd jünger als drei Jahre ist, bringen Sie es auf die Weide und lassen Sie ihm noch etwas Zeit zum Wachsen, bevor Sie es wieder reiten. Dass es noch nicht genügend ausgewachsen ist, ist wahrscheinlich der Hauptgrund für seine mangelnde Muskelentwicklung.

• Bitten Sie Ihren Tierarzt oder einen Tierernährungsfachmann, die Ration Ihres Pferdes zu überprüfen und Anpassungen vorzuschlagen, wenn in bestimmten Bereichen ein Mangel vorliegt.

• Wenn Ihr Pferd älter als 3 Jahre ist, geben Sie ihm eine Ruhepause von 2 Tagen und lassen Sie sich von Ihrem Tierarzt beraten, ob eine kurze Behandlung mit einem entzündungshemmenden Mittel durchgeführt werden sollte. Diese beiden Maßnahmen wirken sich günstig aus, wenn die Kniescheibenbänder durch wiederholtes Einrasten der Kniescheibe entzündet und geschwollen sind. (Ein geschwollenes Band wird eher wieder einrasten, selbst wenn die Muskelkraft verbessert werden konnte.)

• Lassen Sie sich von einem Pferdeausbilder beraten und entwerfen Sie ein regelmäßiges und kontrollierbares Übungsprogramm, mit dem Sie den Allgemeinzustand Ihres Pferdes verbessern können und dabei vor allem Kraft in den Muskeln des Oberschenkels aufbauen. Arbeit in hügeligem Gelände (sowohl bergauf als auch bergab) ist besonders wirkungsvoll, wenn es darum geht, Muskeln an der Hinterhand aufzubauen. Wenn Sie sich im Sattel Ihres Pferdes nicht sicher fühlen, nehmen Sie es als Handpferd mit oder arbeiten Sie es an der Hand. (Wenn das Bein beim Longieren einrastet, stellen Sie gegebenenfalls auf Arbeiten an der Doppellonge auf der Geraden um.)

• Wenn die Kniescheibe nach 1 Woche eines Muskelaufbauprogramms immer noch einrastet, hören Sie mit dem Programm auf. Rufen Sie Ihren Tierarzt, damit er den Beschlag und die Fitness Ihres Pferdes beurteilt und entscheidet, ob ein Korrekturbeschlag, Injektionen im Bereich des Bandes oder eine Operation nötig sind.

Frage ...

Was ist die Ursache dafür, dass die Gelenke beim Pferd (und bei Ihnen) manchmal knacken?

Antwort ...

Es gibt eine ganze Anzahl von Theorien darüber. Die bekannteste lautet folgendermaßen: ungefähr 15 % der Gelenksflüssigkeit bestehen aus gelösten Gasen, hauptsächlich aus Kohlendioxid. Wenn ein Gelenk sich bewegt oder von außen bewegt wird, sinkt plötzlich der Druck im Gelenk. Ein gewisser Prozentsatz des gelösten Gases geht in seinen gasförmigen Zustand über und sammelt sich zu einer Gasblase, die platzt. Das ist nicht schmerzhaft, und die meisten Wissenschaftler meinen, dass es im Gelenk keinerlei Probleme hervorruft.

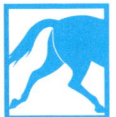

STEIFE BEWEGUNGEN

Sie sehen: Das Pferd bewegt sich steif und macht langsame, kurze Schritte.

Das könnte bedeuten: Wenn es sich dabei nur um einen Muskelkater am Tag nach einer starken Belastung handelt, kann es völlig normal sein. Ansonsten kann es sich dabei aber um ein Anzeichen von Schmerz, einer Muskelerkrankung oder einer Allgemeinerkrankung handeln.

CHECKLISTE:

Verweigert das Pferd das Futter, ist es niedergeschlagen oder hat es Fieber?

Zeigt das Pferd Anzeichen von Lahmheit? Irgendwelche ungewöhnlichen Schwellungen? Gibt es Körperbereiche, die auf Fingerdruck schmerzhaft reagieren? Sind irgendwelche Muskeln angespannt und hart? Schwitzt das Pferd?

Hat das Pferd innerhalb der letzten 24 Stunden eine anstrengende Leistung erbracht oder ist es länger als 4 Stunden im Hänger transportiert worden? Ist sein Appetit normal? Trinkt es die normale Wassermenge? Äpfelt es die normale Menge? Ist es an der Umwelt interessiert?

Rufen Sie Ihren Tierarzt **gleich** an, wenn Sie eine dieser Fragen mit Nein beantwortet haben – es könnte sich um die Frühsymptome einer Allgemein- oder Muskelerkrankung handeln.

 Rufen Sie Ihren Tierarzt **gleich** an – es könnte sich um eine Allgemeinerkrankung mit dem Frühsymptom Muskelsteife/Muskelkater handeln. (Siehe **Gut zu wissen**). Blättern Sie zu **Während Sie warten** weiter unten.

 Rufen Sie Ihren Tierarzt **gleich** an, wenn Sie eine dieser Fragen mit Ja beantwortet haben – es könnte sich um eine Verletzung oder Erkrankung des Rückenmarks handeln, eine Muskelerkrankung oder eine Lahmheit, die beide Seiten betrifft. Blättern Sie zu **Während Sie warten.**

 Wenden Sie die **Eigenbehandlung** von der gegenüberliegenden Seite an, wenn Sie alle diese Fragen mit Ja beantwortet haben – das klingt nach einem normalen Muskelkater.

Während Sie warten:

1. *Isolieren Sie Ihr Pferd von anderen Pferden, für den Fall, dass es ansteckend sein sollte.* Um zu verhindern, dass eine möglicherweise ansteckende Erkrankung sich ausbreitet, sollten Sie es auf einen Paddock oder in eine Box mit getrennter Wasserversorgung stellen, mindestens 7 m von den anderen Pferden entfernt. Waschen Sie sich die Hände und desinfizieren Sie Ihre Stiefel, nachdem Sie Umgang mit Ihrem Pferd hatten und bevor Sie Umgang mit anderen Pferden haben.

2. *Schränken Sie seine Bewegungsfreiheit ein.* Bis zur Stellung einer endgültigen Diagnose müssen Sie annehmen, dass sich der Zustand Ihres Pferdes durch Bewegung verschlechtern kann. Bewegen Sie es nicht, wenn es nicht unbedingt notwendig ist.

Eigenbehandlung:
*(Sehen Sie auf der **Checkliste** nach, ob eine Eigenbehandlung für den Muskelkater Ihres Pferdes in Frage kommt. Wenn die Antworten, die Sie in der Checkliste geben, sich irgendwann während der Eigenbehandlung zum Schlechteren verändern, rufen Sie den Tierarzt.)*

Führen Sie das Pferd im Schritt. Geben Sie ihm einen Tag mit nur leichter Bewegung, aber keinen Stehtag. Duschen Sie es warm ab, striegeln Sie es energisch mit einem Gummistriegel und lassen Sie es eine Stunde im Schritt gehen. Wenn Sie das zweimal am Tag machen, lockern Sie die verkrampften Muskeln, verbessern die Durchblutung und steigern das Wohlbefinden des Pferdes.

Gut zu wissen:

Hier sind einige mögliche Gründe für steife Bewegungen:

- Borreliose
- Degenerative Fesselträgerentzündung
- Hufrehe
- Hufrollenentzündung
- Kreuzverschlag
- Muskelkater nach Anstrengungen
- Periodische Lähmung durch Hyperkaliämie
- Rückenschmerzen
- Tetanus
- Viruserkrankungen

Die Sache mit den Senioren ...

Wenn ein Pferd allmählich in die Reihen der älteren Mitbürger vordringt, wird es anfälliger für Verletzungen und Krankheiten, weil die Beweglichkeit geringer wird und das Immunsystem nachlässt. Außerdem kann es in der Herdenhierarchie an Status verlieren. Wenn das Alter sich allmählich in abnehmendem Wohlbefinden bemerkbar macht, verändert sich die soziale Nische eines Pferdes und das merken rangniedere Herdenmitglieder. Dadurch wird der Boden für Konflikte (und Verletzungen) bereitet, weil jüngere Pferde das ältere immer mehr herausfordern, um auf der Rangleiter aufzusteigen. Wenn Sie sehen, dass Ihr Pferd immer häufiger in solche Rangkämpfe verwickelt wird, sollten Sie es aus der Gesellschaft aufstiegswütiger Unruhestifter herausnehmen, bevor es zu Verletzungen kommt.

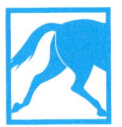

AUFSTAMPFEN DES HINTERFUSSES
beim Laufen

Sie sehen: Beim Gehen scheint das Pferd einen oder beide Hinterfüße stärker auf dem Boden aufzusetzen, als das sonst der Fall ist, so dass beim Auftreffen ein klatschendes Geräusch entsteht. Bei der Betrachtung von der Seite scheint es das Bein höher als sonst anzuheben, bevor es das Bein auf den Boden schmettert.

Das könnte bedeuten: Eine Erkrankung der Muskeln oder des Teils des Nervensystems, der diese Muskeln kontrolliert.

CHECKLISTE:

Hat das Pferd in letzter Zeit stark an Gewicht verloren? Zieht es die Hinterfüße beim Gehen nach innen, so dass sie oft in Berührung mit der Fessel des anderen Hinterbeins kommen? Befinden sich innen an den Fesselgelenken oberflächliche Verletzungen?

Schlägt das Pferd gerne aus? Wird es in einer Art eingesetzt, in der die Hinterbeine extrem belastet werden, also beispielsweise in Westerndisziplinen wie Cutting oder Reining, oder in Distanzwett-kämpfen über zerklüftetes, hügeliges Gelände?

Ist die ungewöhnliche Gangart aufgetreten, bevor das Pferd 2 Jahre alt war? Tauchen in seinem Stammbaum Morgans auf?

Rufen Sie Ihren Tierarzt an und machen Sie einen Termin aus.

 Rufen Sie **noch heute** Ihren Tierarzt an, wenn Sie eine dieser Fragen mit Ja beantwortet haben – es könnte sich um eine Erkrankung des Nervensystems handeln, die Equine degenerative Myeloenzephalopathie.

 Rufen Sie **noch heute** Ihren Tierarzt an, wenn Sie eine dieser Fragen mit Ja beantwortet haben – es könnte sich um eine Erkrankung der Muskeln am hinteren Oberschenkel handeln oder um einen Hahnentritt.

 Rufen Sie Ihren Tierarzt **diese Woche** an, wenn Sie eine dieser Fragen mit Ja beantwortet haben – es könnte sich um eine erbliche Nervenstörung handeln, die NAD.

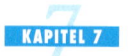

KAPITEL 7

Probleme an
DEN HUFEN

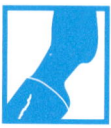

RISS IN DER HUFWAND

Sie sehen: In der Hufwand des Pferdes befindet sich ein Riss. Er kann am Kronrand beginnen und den Eindruck erwecken, nach unten weiterzulaufen, oder er kann am Boden beginnen und nach oben weiterlaufen. Er kann auch ungefähr parallel zum Boden verlaufen oder im Winkel quer über die Hufwand. Er kann sehr schmal sein, aber auch so breit, dass ein Stück der Hufwand zu fehlen scheint.

Das könnte bedeuten: Es könnte sich um einen unbedeutenden Riss handeln, der aufgrund eines Zusammenstoßes zwischen Huf und einem Stein entstanden ist; wenn der Huf das nächste Mal ausgeschnitten wird, wird der Riss einfach weggeraspelt. Ein Riss kann aber auch eine ernsthafte Sache sein, je nach Tiefe des Risses. Wenn er sich bis ins lebende Gewebe erstreckt, könnte dieses verunreinigt (und damit infiziert) werden. Wenn er groß genug ist, kann die Hufwand unstabil werden (so dass sie leicht noch weiter aufklafft).

CHECKLISTE:

Geht das Pferd auf diesem Bein lahm? Zuckt es zusammen, wenn Sie in der Nähe des Risses fest auf die Hufwand drücken? Können Sie in dem betroffenen Fuß eine starke Pulsation der Mittelfußarterie spüren, wenn Sie mit den anderen Füßen oder mit anderen Pferden des Stalles vergleichen?

Ist der Kronsaum betroffen?

Rufen Sie **noch heute** Ihren Tierarzt an, wenn Sie eine dieser Fragen mit Ja beantwortet haben – die Anzeichen deuten darauf hin, dass der Riss tief, unstabil oder infiziert ist. Blättern Sie zu **Während Sie warten** auf der gegenüberliegenden Seite.

Rufen Sie **noch heute** Ihren Tierarzt an – der Riss muss vielleicht adaptiert werden, um eine zukünftige Deformierung des Hufes zu vermeiden. Blättern Sie zu **Während Sie warten.**

CHECKLISTE (FORTSETZUNG):

Sind die Hufe des Pferdes trocken und brüchig und brechen immer leicht aus? Verliert es nach dem Beschlagen häufig die Eisen, so als ob die Hufwände keinen Nagel halten könnten? Machen Mähnen- und Schweifhaar einen brüchigen Eindruck, brechen diese Haare ständig?

 NEIN

Rufen Sie **noch heute** Ihren Schmied an – die Hufe des Pferdes müssen so ausgeschnitten werden, dass es plan auffußt, und möglicherweise müssen sie beschlagen werden.

 JA

Rufen Sie **noch heute** Ihren Tierarzt an, wenn Sie eine dieser Fragen mit Ja beantwortet haben — seine Ration könnte einen Mangel an bestimmten Mineralstoffen aufweisen, die für ein gesundes Hufwachstum unerlässlich sind. Es könnte aber auch einen Giftstoff aufgenommen haben, der das Wachstum von Haar und Hufhorn beeinträchtigt.

Was Ihr Tierarzt vielleicht tun wird: Er wird wahrscheinlich den Tetanus-Impfschutz überprüfen oder erneuern.

Während Sie warten:

1. *Säubern Sie den Huf.* Stellen Sie das Pferd auf einen festen, sauberen Untergrund wie Beton oder Holz (sauberes, gemähtes Gras oder sauberer Schnee sind akzeptable Alternativen) und kratzen Sie die Hufe zunächst aus. Dann säubern Sie den Huf mit einer Bürste mit steifen Borsten (aber nicht mit einer Drahtbürste) und achten dabei darauf, von dem Riss weg zu bürsten.

2. *Legen Sie einen Hufschuh an.* Packen Sie den Huf mit einem sauberen Hufschuh aus Gummi oder Plastik ein oder improvisieren Sie einen Hufschuh aus Verbandsmaterial.

3. *Schränken Sie die Bewegungsmöglichkeiten des Pferdes ein.* Um den Huf besser sauber halten zu können, bringen Sie das Pferd in einen sauberen, trockenen Bereich ohne lose Einstreu und losen Schmutz, der sich in den Hufspalten festsetzen kann. Ein kleiner, gemähter Graspaddock wäre ideal.

Von Bürsten und Borsten ...

Wenn Sie zur Reinigung der Hufsohle eine Drahtbürste benutzen, sollten Sie sich das vielleicht noch einmal überdenken. Die sehr steifen Borsten können die weichen Gewebe des Strahls leicht durchdringen und beschädigen. Eine Gemüsebürste mit Plastikborsten, wie sie in den meisten Supermärkten erhältlich ist, ist ebenso wirkungsvoll und längst nicht so gefährlich.

Löcher, Quetschungen
oder schwarze Flecken in der
HUFSOHLE

Sie sehen: beim Säubern von Hufsohle und Strahlbereich fällt Ihnen ein Loch auf. Das kann ein Nagelloch sein, ein Bereich mit einer Druckstelle (erkennbar an einer dunkelroten Verfärbung oder einem Blutfleck unter der Sohlenoberfläche), oder ein schwarzer Fleck.

Das könnte bedeuten: Es kommt auf die Ursache der Läsion an, auf die Tiefe und die Richtung.

CHECKLISTE:

Befindet das Loch sich im Strahlgewebe oder in den Strahlfurchen?

 NEIN

Tritt aus der Wunde Blut, Eiter oder bernsteingelbe Flüssigkeit aus?

 NEIN

Geht das Pferd auf dem betroffenen Bein lahm? Zuckt es zusammen, wenn Sie in der Nähe der Läsion auf den Huf drücken? Fühlt irgendein Bereich des Hufes sich wärmer an oder pulsiert dort die Mittelfußarterie stärker, verglichen mit den anderen Hufen oder mit den Hufen anderer Pferde im Stall? Stehen die Haare im Bereich des Kronsaumes seltsam ab (ein Zeichen für eine Schwellung in diesem Bereich)?

 NEIN

Liegen die Schenkelenden des Hufeisens so, dass sie Druck auf die Hufsohle bringen anstatt auf die Hufwand?

 NEIN

Wenden Sie die Eigenbehandlung von der nächsten Seite an.

 JA Rufen Sie Ihren Tierarzt **gleich** an – eine Verletzung in diesem Bereich bedroht lebenswichtige Strukturen.

 JA Rufen Sie Ihren Tierarzt **gleich** an – es könnte sich um eine tiefe Stichverletzung handeln, die lebenswichtige Strukturen innerhalb des Hufes bedroht. Blättern Sie zu **Während Sie warten Nr. 1** auf der gegenüberliegenden Seite.

 JA Rufen Sie Ihren Tierarzt **gleich** an, wenn Sie eine dieser Fragen mit Ja beantwortet haben – die Anzeichen sprechen für eine Entzündung oder Infektion innerhalb des Hufes, die sich auf lebenswichtige Strukturen erstrecken kann.

 JA Rufen Sie noch heute Ihren Schmied an – es könnte sich um das Frühstadium einer Steingalle handeln. Blättern Sie zu **Während Sie warten Nr. 2** auf der gegenüberliegenden Seite.

Was Ihr Tierarzt vielleicht tun wird:
• Er kann lokal betäuben oder eine Vollnarkose geben, wenn er vermutet, dass etwas tief in den Fuß eingedrungen ist. So ist es leichter, die Läsion gründlich zu untersuchen und zu behandeln. (Die Behandlung könnte eine operative Wundversorgung beinhalten, bei der das gesamte verschmutzte Gewebe entfernt wird.)
• Er wird den Tetanus-Impfschutz überprüfen, wenn er eine Stichwunde oder eine Infektion vermutet.

Während Sie warten Nr. 1:

1. *Legen Sie einen Breiumschlag um den Huf an.* Machen Sie einen Breiumschlag, um die Infektion herauszuziehen und den Huf aufzuweichen, während Sie darauf warten, dass der Tierarzt eintrifft.

2. *Legen Sie einen Hufschuh an.* Ziehen Sie dem Pferd einen Hufschuh aus Gummi oder Plastik an oder verbinden Sie den Huf. Bringen Sie das Pferd in eine Box oder einen Paddock, damit der Hufschuh sauber bleibt und nicht verrutscht.

Während Sie warten Nr. 2:

1. *Nehmen Sie das Hufeisen ab.* Wenn Sie die richtigen Werkzeuge dahaben und wissen, wie man ein Eisen abnimmt und der Schmied erst später kommen kann, nehmen Sie das Eisen selbst ab, um den Druck auf die sich entwickelnde Steingalle zu verringern.

2. *Legen Sie einen Hufschuh an.* Ziehen Sie dem Pferd einen Hufschuh aus Gummi oder Plastik an oder legen Sie vorübergehend einen Hufverband an, um so zu verhindern, dass die unberaspelten Hufkanten ausbrechen. Bringen Sie das Pferd in eine Box oder einen Paddock, damit der Hufschuh sauber bleibt und nicht verrutscht.

Eigenbehandlung:

(Sehen Sie auf der **Checkliste** *nach, ob eine Eigenbehandlung für die Hufverletzung Ihres Pferdes in Frage kommt. Wenn die Antworten, die Sie in der Checkliste geben, sich irgendwann während der Eigenbehandlung zum Schlechteren verändern, rufen Sie den Tierarzt.)*

Schritt 1. *Säubern Sie den Huf.* Bringen Sie das Pferd an einen sauberen Platz mit ebenem, festem Boden, beispielsweise den betonbefestigten Waschplatz. Kratzen Sie den Huf aus und schneiden Sie rund um die Läsion eine papierdünne Schicht Sohle weg. Benutzen Sie dazu ein sauberes, scharfes Hufmesser und nehmen Sie damit kleine Löckchen von dem alten, verschmutzten oder fleckigen Hufgewebe weg, so dass frisches, sauberes Gewebe übrig bleibt. Säubern Sie immer wieder den Boden, damit Ihr Arbeitsbereich frei von losem Schmutz bleibt.

Schritt 2. *Schneiden Sie die Läsion frei.* Säubern Sie das Hufmesser, indem Sie es in eine Desinfektionslösung tauchen und dann mit einer sauberen Mullkompresse trockenwischen. Schneiden Sie nun die Läsion vorsichtig ebenso aus, wie Sie eine dunkle Stelle in einer Kartoffel wegschneiden würden, die Sie gerade schälen. Nehmen Sie bei jedem Schnitt nur eine papierdünne Schicht weg und gehen Sie in jedem Bereich nicht tiefer als drei solcher Schnitte. Wenn die Läsion in einer Tiefe von drei Schnitten immer noch vorhanden ist, hören Sie auf – wenn jemand tiefer geht, sollte es der Tierarzt sein. Rufen Sie ihn **heute noch** an und machen Sie einen Termin aus, damit er diese tiefer gehende Stichwunde untersuchen kann. Blättern Sie zu **Während Sie warten Nr. 1** weiter links.

Ein Tipp:

Nehmen Sie nicht mehr Sohlengewebe weg, als ein Kartoffelschäler bei einem einzigen Zug über eine Möhre abnehmen würde.

WARME HUFE

Sie fühlen: Die Hufwände des Pferdes fühlen sich wärmer an als sonst.

Das könnte bedeuten: Das ist eines der Hauptanzeichen für Hufrehe, kann aber auch auf andere Probleme innerhalb des Hufes hindeuten.

CHECKLISTE:

Bewegt das Pferd sich steif, als ob es auf Eis laufen müsste? Will es sich eigentlich gar nicht bewegen? Verlagert es das Gewicht auf die Hinterbeine, wenn es sich vorwärts bewegt? Streckt es in der Ruhe die Vorderbeine vor die Schultern?

 NEIN

 JA Rufen Sie Ihren Tierarzt **gleich** an, wenn Sie eine dieser Fragen mit Ja beantwortet haben – es könnte sich um Hufrehe handeln. Blättern Sie zu **Während Sie warten** auf der nächsten Seite.

Ist Ihnen aufgefallen, dass das Pferd nicht gefressen hat, niedergeschlagen war oder Fieber hatte?

 NEIN

 JA Rufen Sie Ihren Tierarzt **gleich** an – es könnte sich um das Frühstadium einer Hufrehe handeln. Blättern Sie zu **Während Sie warten.**

Ist innerhalb der letzten 3 Tage die Ration des Pferdes verändert worden oder hat es mehr als sonst gefressen?

 NEIN

 JA Rufen Sie Ihren Tierarzt **gleich** an – es könnte sich um das Frühstadium einer Hufrehe handeln. Blättern Sie zu **Während Sie warten.**

Sind beide Vorderfüße oder alle vier Füße warm? Können Sie an den betroffenen Füßen das Pulsieren der Mittelfußarterie stark spüren, wenn Sie mit den anderen Füßen oder mit denen anderer Pferde im Stall vergleichen?

 NEIN

 JA Rufen Sie Ihren Tierarzt **gleich** an, wenn Sie eine dieser Fragen mit Ja beantwortet haben – es könnte sich um das Frühstadium einer Hufrehe handeln. Blättern Sie zu **Während Sie warten.**

Ist nur ein Huf übermäßig warm?

 NEIN

 JA Rufen Sie **noch heute** Ihren Tierarzt an – es könnte sich um eine Infektion, Verletzung oder Erkrankung in dem betroffenen Huf handeln.

Ist das Pferd innerhalb der letzten Stunde geritten oder anderweitig bewegt worden? Steht es in der heißen Sonne? Sind Ihre eigenen Hände kalt?

 NEIN

 JA Sehen Sie sich diese Checkliste in einer Stunde noch einmal an.

Rufen Sie **noch heute** Ihren Tierarzt an.

Während Sie warten:

1. *Schränken Sie die Bewegungsmöglichkeiten des Pferdes ein.* Bringen Sie es in eine kleine (3 x 3 m) Box oder in einen Paddock mit weichem Untergrund. Wenn es sich steif bewegt, sich gar nicht bewegen will, das Gewicht auf die Hinterbeine verlagert oder eine ausgesprochen starke Pulsation der Mittelfußarterie aufweist, bewegen Sie es gar nicht. Umzäunen Sie es, wo es steht, indem Sie tragbare Zaunelemente oder eine improvisierte Umzäunung verwenden. Oder bleiben Sie einfach bei ihm, bis der Tierarzt kommt.

2. *Füttern Sie das Pferd nicht.* Bieten Sie ihm nur Wasser an. Sie sollten Ihrem Pferd kein Futter, egal was, geben, bis der Tierarzt eine Hufrehe ausschließen kann, die möglicherweise durch bestimmte Futtermittel entstanden ist oder davon verschlimmert werden kann.

3. *Kühlen Sie die Hufe.* Ziehen Sie die überschüssige Wärme aus den Hufen, indem Sie biegsame Kühlbeutel um die Hufwände wickeln – 5 Minuten lang pro halbe Stunde.

Um zu vermeiden, dass ohnehin geschädigte Gewebe auch noch einen Blut- und Sauerstoffmangel erleiden, dürfen Sie die 5-minütige Kühlzeit nicht überschreiten und das halbstündige Intervall zwischen den Kühlzeiten nicht verkürzen. Versuchen Sie auch nicht, intensiver zu kühlen, indem Sie die Hufe beispielsweise in einen Eimer mit Eiswasser stellen.

Der Patient im Stall

Wenn ein Pferd in einem Zustand ist, der es erfordert, dass man es von seinen Herdenkollegen isoliert und es zur Bewegungseinschränkung verdammt, können Sie die folgenden Tipps ausprobieren, um das Ganze für alle Beteiligten so stressfrei wie möglich zu halten:

• Errichten Sie zwischen dem betroffenen Pferd und dem Anblick und den Geräuschen seiner Kameraden eine Barriere. (Sie können beispielsweise Heu oder Stroh außer Reichweite des Pferdes zu einer Mauer aufstapeln.) Ein isoliertes Pferd überwindet seine Trennungsangst meist leichter, wenn es seine Kollegen weder sehen noch hören kann.

• Geben Sie dem Pferd weniger oder gar kein Kraftfutter, solange es eingesperrt bleiben muss. (Fragen Sie Ihren Tierarzt, wie viel Sie ihm noch geben sollten.) Die zusätzliche Energie aus dem Kraftfutter macht sich nicht nur in steigendem Gewicht bemerkbar, sondern auch in gesteigerter Lebhaftigkeit, so dass das Eingesperrtsein für das Pferd noch schwieriger wird – und für Sie auch.

• Geben Sie ihm den Großteil seines Nährstoffbedarfs in Form von Raufutter guter Qualität, beispielsweise als Wiesenheu. Damit wird praktisch sein gesamter Nährstoffbedarf abgedeckt, und gleichzeitig kann es seine müßigen Stunden mit Kautätigkeit füllen.

• Um sicherzustellen, dass das Pferd ausreichend Wasser aufnimmt, stellen Sie ihm einen Salzleckstein oder loses Salz bereit und achten Sie darauf, dass jederzeit frisches Wasser bereitsteht.

Hartnäckige

HAUTWUNDEN AN DEN BALLEN

Sie sehen: Die Haut an und um die Hufballen, oft auch die Rückseite der Fesseln (an einem oder mehreren Beinen), ist rot, eingerissen, geschwollen, entzündet, es sickert Flüssigkeit aus oder es bilden sich Krusten. Der Bereich kann berührungsempfindlich sein.

Das könnte bedeuten: Es könnte ein Frühsymptom für eine tumorähnliche Hauterkrankung sein, die eine Operation erforderlich macht, oder es könnte eine aggressive Infektion vorliegen, die chronisch werden kann, wenn sie nicht baldmöglichst behandelt wird.

CHECKLISTE:

Geht das Pferd lahm?

 JA Rufen Sie **noch heute** Ihren Tierarzt an – das Hautproblem könnte sich auf tieferliegende Gewebeschichten erstrecken oder es könnte sich um eine Abschürfung aufgrund eines Sturzes oder Fehltritts handeln.

 NEIN

Ist der Kronsaum geschwollen (so dass rund um den Kronsaum die Haare aufstehen)?

 JA Rufen Sie **noch heute** Ihren Tierarzt an – wenn eine Infektion des Kronsaums vorliegt, kann künftiges Hufwachstum zu bleibender Verformung führen.

 NEIN

Haben Sie beobachten können, dass eine der Verletzungen sich in den letzten Tagen rasch ausgebreitet hat, wie ein Tumor, und dabei über die Hautoberfläche hinausragt?

 JA Rufen Sie **noch heute** Ihren Tierarzt an – es könnte sich um eine Hauterkrankung wie Pythiosis oder Mauke handeln, die eine Operation erforderlich machen kann, bei der die Wucherungen entfernt werden.

 NEIN

Wahrscheinlich handelt es sich um Mauke oder um eine bakteriell bedingte Haarbalgentzün-dung. Lässt Ihr Pferd Sie zur Behandlung an den betreffenden Bereich heran?

 JA Wenden Sie die **Eigenbehandlung** von weiter unten an.

 NEIN

Rufen Sie Ihren Tierarzt noch **noch heute** und machen Sie einen Termin aus.

Was Ihr Tierarzt vielleicht tun wird:
• Er muss dem Pferd vielleicht ein Beruhigungsmittel verabreichen oder bestimmte Nerven betäuben, um leichter untersuchen und behandeln zu können, wenn der Zustand schmerzhaft ist.

• Vielleicht muss er eine Gewebeprobe von der Läsion (auch von mehreren Stellen) an ein Labor schicken, um eine endgültige Diagnose stellen zu können.

Eigenbehandlung:

*(Sehen Sie auf der **Checkliste** nach, ob eine Eigenbehandlung für die Ballenverletzung Ihres Pferdes in Frage kommt. Wenn die Antworten, die Sie in der Checkliste geben, sich irgendwann während der Eigenbehandlung zum Schlechteren verändern, rufen Sie den Tierarzt.)*

Schritt 1. *Weichen Sie die verdickte Haut und die Krusten auf und säubern Sie den Bereich.* Tragen Sie eine erweichende Salbe oder einen Umschlag auf und lassen Sie das Ganze über Nacht einwirken. Nun waschen Sie den Bereich gründlich mit einem schäumenden Mittel aus, wie es für Akne beim Menschen eingesetzt wird – solche Mittel enthalten 10 % Benzoylperoxid. Lassen Sie den Schaum 10 Minuten lang auf die betroffene Haut einwirken, bevor Sie ihn gründlich abspülen. Trocknen Sie den Bereich mit einem Tuch ab und lassen Sie ihn an der Luft gänzlich trocknen, bevor Sie mit Schritt 2 weitermachen.

Schritt 2. *Scheren Sie den Bereich.* Scheren Sie den betroffenen Bereich und 1 cm darüber hinaus mit einer elektrischen Schermaschine mit einem sauberen, scharfen Kurzschnittmesser. Gehen Sie vorsichtig vor, damit Sie nicht in die Haut schneiden, und achten Sie darauf, dass der Scherkopf nicht zu heiß wird.

Schritt 3. *Tragen Sie eine Salbe auf.* Bestreichen Sie alle betroffenen Hautbezirke mit einer dünnen Schicht einer Salbe, die Povidon-Jod enthält. Legen Sie keinen Verband an, es sei denn, das wäre unbedingt notwendig, um die Gewebe sauber zu halten. Solche Hauterkrankungen heilen besser, wenn die Luft herankann.

Schritt 4. *Schränken Sie die Bewegungsfreiheit des Pferdes ein.* Halten Sie das Pferd die nächsten 2 oder 3 Wochen in einer sauberen, trockenen Umgebung. Bei trockenem Wetter ist ein gemähter Graspaddock ideal. Muss das Pferd im Stall bleiben, so ist eine peinlich sauber gehaltene Box mit einem Gummibodenbelag, die überhaupt nicht oder mit zerkleinertem Büropapier eingestreut wird (nicht mit Zeitungspapier, das Druckerschwärze enthält), ideal. Lassen Sie die Finger von Hobelspänen, Sägemehl, Stroh oder Heu – diese Materialien enthalten Bakterien und können sich auf die empfindliche Haut anhaften und sie durchdringen.

Schritt 5. *Machen Sie damit weiter.* Wiederholen Sie die Schritte 1 und 3 ein- oder zweimal täglich (je nachdem, wie verkrustet der Bereich zwischen den Säuberungen wird, oder wie viel Flüssigkeit aus den Geweben austritt). Rechnen Sie innerhalb von 3 Tagen mit einer Besserung. Die Heilung sollte innerhalb von 2 bis 4 Wochen abgeschlossen sein; in schweren Fällen kann es auch länger dauern.

Schritt 6. *Sehen Sie sich das Ganze alle 3 Tage kritisch an.* Wenn die Haut nicht stetig besser wird, kann es sein, dass die Entzündung oder Infektion zu tief liegt, als dass eine äußerliche Behandlung bis dorthin reichen könnte. Rufen Sie Ihren Tierarzt, damit er Ihre Diagnose bestätigt und Sie bei der Behandlung unterstützt – wahrscheinlich mit einer systemischen (im ganzen Körper wirkenden) Medikamentengabe.

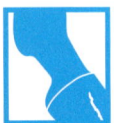

TROCKENE, BRÜCHIGE HUFE

Sie sehen: Die Pferdehufe brechen aus und zeigen Risse, wenn das Pferd barfuß geht, so dass Sie es beschlagen müssen. Aber seine trockenen, brüchigen Hufe scheinen die Nägel nicht halten zu können, und es verliert ständig die Eisen und bricht sich dabei noch mehr Hufwand heraus.

Das könnte bedeuten: Es kann bedeuten, dass das Pferd einen Nährstoffmangel hat. Es kann aber auch bedeuten, dass es einen Giftstoff aufgenommen hat, der das Hufwachstum beeinträchtigt. Trockene, brüchige Hufe können auch bedeuten, dass in der Hufwand eine unterschwellige Infektion vorliegt.

CHECKLISTE:

Ist das Pferd in einem schlechten Allgemeinzustand: dünn, mit mangelnder Bemuskelung oder Ausdauer, ungesund aussehend?

 NEIN

 JA Rufen Sie **noch heute** Ihren Tierarzt an – es könnte sich um einen Nährstoffmangel handeln, der von zu geringer Menge oder Qualität der Ration herrührt, aber auch von einer inneren Erkrankung, die die Fähigkeit des Pferdes zur Verdauung oder zur Absorption von Nährstoffen beeinträchtigt.

Ist das Fell des Pferdes trocken und glanzlos? Brechen die Mähnenhaare? Ist der Schweif dünn und »abgeknabbert«?

 NEIN

 JA Rufen Sie **noch heute** Ihren Tierarzt an – es könnte sich um eine Selenvergiftung handeln.

Ist das Hufhorn des Pferdes krümelig oder pulverig? Riechen die Hufe faulig? Sind die weißen Linien voller Löcher und schwarzer Stellen? Fühlen die Hufe sich schwammig an?

 NEIN

 JA Rufen Sie **noch heute** Ihren Tierarzt an, wenn Sie eine dieser Fragen mit Ja beantwortet haben – es könnte sich um eine Infektion in der Hufwand handeln.

Wenn Sie den Huf von unten betrachten, ist dann die Hufwand (der Teil außerhalb der weißen Linie) dünner als bei einem Pferd gleicher Größe mit gesunden Hufen?

 NEIN

 JA Wenden Sie die **Eigenbehandlung** von weiter unten an.

Rufen Sie Ihren Tierarzt an und machen Sie einen Termin aus.

Eigenbehandlung:

*(Sehen Sie auf der **Checkliste** nach, ob eine Eigenbehandlung für die trockenen und brüchigen Hufe Ihres Pferdes in Frage kommt. Wenn die Antworten, die Sie in der Checkliste geben, sich irgendwann während der Eigenbehandlung zum Schlechteren verändern, rufen Sie den Tierarzt.)*

Schritt 1. *Überprüfen Sie die Fütterung.* Lassen Sie die Gesamtration Ihres Pferdes von einem Fütterungsexperten überprüfen und achten Sie dabei besonders auf die Spurenelemente, die Menge und Qualität des Eiweißes und die essentiellen Aminosäuren. Wenn das Pferd zu fett ist, bitten Sie Ihren Tierarzt oder den Ernährungsexperten um Ratschläge, wie Sie eine Ration zur Gewichtsabnahme gestalten sollen, so dass die schwachen Hufe weniger belastet werden, während die Allgemeinernährung besser wird.

Schritt 2. *Überprüfen Sie die Haltungsbedingungen des Pferdes und nehmen Sie, falls nötig, Änderungen vor.* Wenn die derzeitige Umgebung des Pferdes für seine Hufe ungesund ist – jede Menge Steine, oder tiefliegende, nasse Böden – dann bringen Sie es in einen eingefriedeten Bereich, der eben, trocken und weich ist. Ein sauberer, gemähter Graspaddock wäre ideal. Begrenzen Sie anstrengende Bewegung, die die Füße belastet. Sorgen Sie lieber dafür, dass das Pferd beweglich bleibt und seine Durchblutung in Ordnung ist, indem Sie täglich Spaziergänge auf gutem Geläuf mit ihm unternehmen.

Schritt 3. *Suchen Sie sich einen guten Hufschmied und lassen Sie ihn regelmäßig kommen.* Lassen Sie die Hufe alle drei Wochen von einem kompetenten Schmied überprüfen, der das Pferd so ausschneiden, plan stellen und falls nötig so beschlagen kann, dass seine Hufe besser zusammenhalten.

Schritt 4. *Bessern Sie die ausgewogene Ration mit Futterzusätzen auf.* Wenn Sie die Ration des Pferdes so angepasst haben, dass alle Nährstoffe in einem ausgewogenen Verhältnis zueinander stehen, geben Sie zusätzlich die folgenden Nährstoffe in Form eines marktgängigen Ergänzungsfuttermittels dazu, das speziell für Pferde mit schlechtem Hufhorn gedacht ist: die Aminosäuren Lysin und DL-Methionin, und das Vitamin Biotin.

Wussten Sie schon ...

Wenn Sie überlegen, ob Sie Ihrem Pferd zur Stärkung seines Hufhorns ein Biotin-Ergänzungsfuttermittel geben wollen, dann suchen Sie eines aus, das die Aminosäuren DL-Methionin und Lysin enthält, damit das Biotin optimal wirken kann. Wenn Sie sich nicht sicher sind, lesen Sie das Etikett.

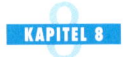

KAPITEL 8

HAUT- UND FELLPROBLEME

Fell stumpf oder struppig oder kein
FELLWECHSEL

Sie sehen: Das Fell des Pferdes sieht struppig und glanzlos aus, obwohl Sie gründlich putzen.

Das könnte bedeuten: Es kann ein Anzeichen für ein ernsthaftes zugrunde liegendes Problem sein.

CHECKLISTE:

Ist das Fell des Pferdes ungewöhnlich lang? Hat es Stellen mit langem Fell an den Beinen, am Widerrist, der Brust oder der Kruppe?

NEIN

Ist das Pferd mager und dünn? Finden sich in seinem Mist ungekaute Getreidekörner? Ist es länger als 6 Monate her, dass sein Kot auf Wurmeier untersucht wurde? Wird es nur selten oder unregelmäßig entwurmt?

NEIN

Rufen Sie Ihren Tierarzt an und machen Sie einen Termin aus.

JA

Rufen Sie **noch heute** Ihren Tierarzt an, wenn Sie eine dieser Fragen mit Ja beantwortet haben — es könnte sich um ein Problem mit der Schilddrüse oder der Hirnanhangsdrüse handeln.

JA

Rufen Sie **noch heute** Ihren Tierarzt an, wenn Sie eine dieser Fragen mit Ja beantwortet haben — es könnte sich um eine Mangelernährung aufgrund einer schlecht ausgewogenen Ration handeln, um ein Zahnproblem oder um Parasitenbefall.

Fette Fakten ...

Wenn das Haarkleid Ihres Pferdes stumpf ist, obwohl das Pferd ansonsten gesund ist, denken Sie einmal darüber nach, ob Sie seiner Ration Fett hinzufügen wollen, um sein Fell zum Glänzen zu bringen. Die essentiellen Fettsäuren im Fett sind für die normale Funktion der Talgdrüsen unerlässlich, so dass die Zufütterung von Öl eine wunderbare Methode ist, Fell zum Glänzen zu bringen. Achten Sie aber sorgfältig auf das Körpergewicht Ihres Pferdes, denn Fett ist auch gut fürs Zunehmen!

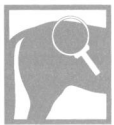

HAARAUSFALL

Sie sehen: Im Fell des Pferdes fehlen Haare – entweder an einer einzigen Stelle, oder an größeren Stellen, oder auch in einem mottenzerfressenen Muster über den ganzen Körper verteilt. Bei genauerem Hinsehen sind die Haare abgebrochen oder auch nicht, und die Haut in den haarlosen Bereichen kann gereizt erscheinen, was aber nicht sein muss.

Das könnte bedeuten: Zumindest handelt es sich um ein kosmetisches Problem. Es kann aber auch auf ein ernsthaftes tiefergreifendes Problem hindeuten.

CHECKLISTE:

Scheuert oder kratzt sich das Pferd?

 Blättern Sie zu **S. 101.**

Findet der Haarverlust an einer Stelle statt, an der die Haut vorher beschädigt wurde, also beispielsweise auf einer verheilten Fleischwunde?

 Wahrscheinlich handelt es sich um einen permanten Haarverlust, der etwas mit der Narbenbildung zu tun hat und narbenbedingter Haarausfall heißt. Rufen Sie Ihren Tierarzt an und lassen Sie sich beraten.

Tritt der Haarausfall hauptsächlich an Mähne und Schweif auf?

 Rufen Sie **noch heute** Ihren Tierarzt an – es könnte sich um eine chronische Selenvergiftung handeln.

Ist der haarlose Bereich schuppig?

 Blättern Sie zu **S. 99**.

Tritt der Haarausfall hauptsächlich an Kopf und Hals auf? Schwitzt das Pferd weniger als andere Pferde mit dem gleichen Trainingsplan und dem gleichen Umfeld?

 Rufen Sie **noch heute** Ihren Tierarzt an, wenn Sie eine dieser Fragen mit Ja beantwortet haben – es könnte sich um eine Anhydrose handeln.

Zittert das Pferd, wenn das Wetter sich abkühlt? Hatte es schon Anfälle von Kreuzverschlag oder Hufrehe? Hat es häufig angelaufene Beine?

 Rufen Sie **noch heute** Ihren Tierarzt an, wenn Sie eine dieser Fragen mit Ja beantwortet haben – sie mögen zusammenhanglos erscheinen, aber jede für sich könnte ein Anzeichen für ein Problem mit der Schilddrüse sein.

Fällt das Haar in kleinen Büscheln aus und befindet sich am Grunde eines jeden Büschels eine Kruste? Fällt das Haar in kreisförmigen, unterschiedlich großen Bereichen aus, die sich in der Sattel- oder Gurtlage oder im Bereich des Halfters befinden?

Blättern Sie zu **S. 99.**

CHECKLISTE (FORTSETZUNG):

Findet der Haarausfall in strichförmigen Bereichen am Hals und an den Körperseiten statt?

Rufen Sie **noch heute** Ihren Tierarzt an – es könnte sich um linearen Haarausfall handeln.

Rufen Sie Ihren Tierarzt **noch heute** an und machen Sie einen Termin aus.

Was Ihr Tierarzt vielleicht tun wird: Er kann Hautgeschabsel oder eine Biopsie an ein Labor einschicken, um eine gesicherte Diagnose zu erhalten.

Pro und Contra Eindecken ...

Der Haarverlust Ihres Pferdes kann auch seine Fähigkeit beeinträchtigen, im Winter warm und trocken zu bleiben und sich im Sommer vor der Sonne zu schützen. Wenn das Risiko eines Sonnenbrandes besteht, halten Sie es tagsüber im Stall und bringen Sie es nachts auf die Koppel. Wenn das Wetter kühler ist und Sie meinen, dass Ihr Pferd sich mit einer Decke wohler fühlen würde, besprechen Sie sich zuerst mit Ihrem Tierarzt. Der Stoff auf der Haut kann manche Hautprobleme verschlimmern.

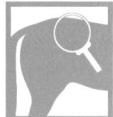

Blätternde, verkrustete oder schuppige
HAUT

Sie sehen: Wenn Sie die Haut des Pferdes berühren, fühlen Sie Schorf und Krusten. Wenn Sie es striegeln, kommen Schuppen zum Vorschein.

Das könnte bedeuten: Es könnte ein Zeichen für ein ernsthaftes zugrunde liegendes Problem sein.

CHECKLISTE:

Scheuert oder kratzt das Pferd sich an den betroffenen Bereichen?

 Blättern Sie zu **S. 101.**

Ist das Problem auf den Fesselgelenks-, den Fesselbeugen- oder den Ballenbereich der Beine beschränkt?

 Blättern Sie zu **S. 93** – es könnte sich um Mauke handeln.

Ist das Problem auf rosafarbene bzw. auf haarlose Haut beschränkt?

 Rufen Sie **noch heute** Ihren Tierarzt an – es könnte sich um eine Überempfindlichkeit gegen Sonnenlicht handeln.

Ist das Pferd ein reiner Appaloosa oder eine Appaloosa-Kreuzung? Befinden sich an verschiedenen Stellen seines Körpers Pickel oder Bläschen?

 Rufen Sie **noch heute** Ihren Tierarzt an, wenn Sie eine dieser Fragen mit Ja beantwortet haben – es könnte sich um Pemphigus handeln.

Lassen sich die Haare büschelweise leicht auszupfen und bleibt dabei eine offene Stelle zurück?

 Das klingt nach Dermatophilose. Wenden Sie die **Eigenbehandlung** von weiter unten an.

Ist die Sattellage betroffen?

 Das klingt nach Trichophytie. Wenden Sie die **Eigenbehandlung** von weiter unten an und ergreifen Sie Vorsichtsmaßnahmen, um zu verhindern, dass die Krankheit auf Sie selbst oder auf andere Tiere übertragen wird. Wenn Sie sich nicht damit anfreunden können, den Pilz selbst zu behandeln, rufen Sie **noch heute** Ihren Tierarzt an.

Was Ihr Tierarzt vielleicht tun wird: Er kann eine Biopsie an ein Labor einschicken, um seine Vermutung auf Pemphigus zu bestätigen, oder er kann eine Pilzkultur anlegen (normalerweise dauert es ungefähr eine Woche, bis man einen Trichophytieverdacht bestätigen kann).

Eigenbehandlung:

*(Sehen Sie auf der **Checkliste** nach, ob eine Eigenbehandlung für die Hauterkrankung Ihres Pferdes in Frage kommt. Wenn die Antworten, die Sie in der Checkliste geben, sich irgendwann wäh-rend der Eigenbehandlung zum Schlechteren verändern, rufen Sie den Tierarzt.)*

Schritt 1. *Weichen Sie die Krusten auf und lockern Sie sie.* Tragen Sie ein Mittel zum Aufweichen von Krusten großzügig auf die betroffenen Hautbezirke auf. Lassen Sie es 1 bis 2 Stunden lang einwirken.

Schritt 2. *Wenden Sie ein medizinisches Bad an.* Machen Sie das Pferd nass. Schäumen Sie es mit einem Shampoo auf Povidon-Jod-Basis ein (die normalen Desinfektionslösungen sind nicht geeignet, weil sie nicht schäumen), oder benutzen sie ein geeignetes Medikament, das Sie von Ihrem Tierarzt bekommen können. Lassen Sie den Schaum 10 Minuten lang einwirken. Dann spülen Sie das Ganze gründlich ab und entfernen dabei so viele von den Krusten oder losen Haarbüscheln wie möglich. (Wenn es zu kalt ist, um das Pferd komplett zu baden, können Sie auch nur die betroffenen Bereiche behandeln.)

Schritt 3. *Halten Sie die Haut trocken, geben Sie ihr frische Luft und Sonnenschein.* Halten Sie die Haut so trocken, wie die Umstände es zulassen, decken Sie das Pferd nicht unnötig ein und bringen Sie es so viel wie möglich an die frische Luft und an die ultraviolette Strahlung aus dem Sonnenschein. Diese Maßnahmen können helfen, ansteckende Mikroorganismen in der Haut einzudämmen.

Schritt 4. *Machen Sie damit weiter, und sehen Sie sich das Ganze noch einmal kritisch an.* Wiederholen Sie den Schritt 2 eine Woche lang jeden Tag. Machen Sie danach zweimal pro Woche weiter, bis die Läsionen abgeheilt sind. Wenn Sie nach 3 Tagen keine deutliche Verbesserung feststellen können, rufen Sie Ihren Tierarzt an und machen Sie einen Termin aus.

Wussten Sie schon …

Ein Pferd kühlt ab, wenn Schweiß von seinem Körper verdunstet. Wenn es so stark schwitzt, dass mehr abtropft als verdunstet, oder wenn die Luftfeuchtigkeit so hoch ist, dass keine Verdunstung stattfindet, führen die Flüssigkeit und die Elektrolyte, die mit dem Schweiß abgegeben werden, nicht zu einem Kühleffekt – sie werden einfach verschwendet.

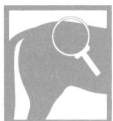

HAUTJUCKEN

Sie sehen: Das Pferd scheuert und kratzt sich immer wieder.

Das könnte bedeuten: Es handelt sich wahrscheinlich nicht um eine lebensbedrohliche Sache. Aber das Jucken kann sehr stark sein und bei dem Versuch, sich Erleichterung zu verschaffen, kann das Pferd Fell, Haut und wichtige Körperteile in der Nähe der juckenden Stelle beschädigen (beispielsweise die Augen oder Gelenke). Wenn das Jucken ein Anzeichen für eine ansteckende Hauterkrankung ist, besteht die Gefahr, dass die Erkrankung sich auf andere Pferde ausbreitet.

CHECKLISTE:

Können Sie deutlich abgesetzte, glatte Erhebungen sehen, die wie Nesselsucht oder Striemen aussehen und über denen die Haut nicht beschädigt ist? Macht das Pferd einen ängstlichen Eindruck, atmet es schnell oder pfeifend?

 Rufen Sie Ihren Tierarzt **gleich** an, wenn Sie eine dieser Fragen mit Ja beantwortet haben — es könnte sich um eine schwere allergische Über-empfindlichkeitsreaktion handeln.

 NEIN

Ist die Jahreszeit noch zu kühl für stechende Insekten? Können Sie »sich bewegende Hautschuppen« sehen, wenn Sie die Haut mit einem Vergrößerungsglas betrachten?

 Rufen Sie **noch heute** Ihren Tierarzt an — es könnte sich um Läuse handeln.

 NEIN

Sind nur einige wenige rote oder nässende oberflächliche Verletzungen zu sehen?

 Rufen Sie **noch heute** Ihren Tierarzt an — es könnte sich um Pythiosis handeln.

 NEIN

Scheuert das Pferd sich hauptsächlich an der Schweifwurzel?

 Das klingt nach Pfriemenschwänzen, einer Wurmart. Wenden Sie die **Eigenbehandlung** (Schritte 3, 5 und 6) der gegenüberliegenden Seite an.

 NEIN

Scheuert das Pferd sich hauptsächlich im unteren Beinbereich?

 Das klingt nach Fußräude. Wenden Sie die **Eigenbehandlung** (Schritte 4, 5 und 6) an.

 NEIN

Liegt die betroffene Haut hauptsächlich am Unterbauch?

 Das klingt nach Onchozerkose. Wenden Sie die **Eigenbehandlung** (Schritte 3, 4, 5 und 6) an.

 NEIN

Ist die juckende Haut verkrustet oder schuppig? Ist es die Jahreszeit für Fliegen?

 Wenn Sie beide Fragen mit Ja beantwortet haben, klingt es nach Insektenstichen. Wenden Sie die **Eigenbehandlung** (Schritte 1, 2, 5 und 6) an.

 NEIN

Rufen Sie Ihren Tierarzt an und machen Sie einen Termin aus.

Eigenbehandlung:

*(Sehen Sie auf der **Checkliste** nach, ob eine Eigenbehandlung für das Hautjucken Ihres Pferdes in Frage kommt. Wenn die Antworten, die Sie in der Checkliste geben, sich irgendwann während der Eigenbehandlung zum Schlechteren verändern, rufen Sie den Tierarzt.)*

Schritt 1. *Sorgen Sie für möglichst wenig stechende Insekten in der Umgebung des Pferdes.* Wenn stechende Insekten ein Problem darstellen, können Sie folgendes ausprobieren:
• Lagern Sie den Mist und alles, was Sie aus der Einstreu ausgemistet haben, mindestens 150 m vom Stall oder Paddock entfernt.
• Entwässern Sie Stellen, die ständig feucht sind, weil sich dort die Insekten entwickeln.
• Setzen Sie Insektenköder oder Fressfeinde der Insekten ein, um die Schadinsekten in Schach zu halten.
• Setzen Sie im Stall feinmaschige Fliegenfenster ein, die die Fliegen draußen halten.
• Installieren Sie Ventilatoren, die für bessere Schweißverdunstung sorgen und schwache Fliegen regelrecht hinausblasen.

Schritt 2. *Sorgen Sie für möglichst wenige stechende Insekten am Körper des Pferdes.*
• Tragen Sie 3 Tage lang täglich ein für Pferde zugelassenes Insektizid auf, danach 3 Wochen lang zweimal pro Woche, um so die Larvenstadien der Parasiten mit abzutöten (die meisten Insektizide töten nur die ausgewachsenen Hautparasiten ab).
• Setzen Sie an den Tagen, an denen Sie keine Insektizidbehandlung machen, für Pferde zugelassene Fliegenabwehrmittel ein.
• Benutzen Sie das Schweißmesser, wenn das Pferd schwitzt, und halten Sie das Pferd sauber (Schweiß und Schmutz ziehen Schadinsekten an).
• Legen Sie Ihrem Pferd eine Fliegenmaske und eine Fliegendecke an.
• Bringen Sie Ihr Pferd tagsüber in den Stall und lassen Sie es nachts auf die Weide, weil dann weniger stechende Insekten unterwegs sind.

Schritt 3. *Bekämpfen Sie Ektoparasiten, die* von Blut leben. Geben Sie dem Pferd nach Absprache mit Ihrem Tierarzt ein Entwurmungsmittel auf der Basis von Ivermectin oder Moxidectin, je nach Körpergewicht des Pferdes und in der Dosis, die auf der Verpackung angegeben ist.

Schritt 4. *Bekämpfen Sie die Hautparasiten an den betroffenen Stellen.* Wenn Milben zum Problem werden (wie bei der Fußräude), dann tragen Sie ein für Pferde zugelassenes Insektizid, das Sie vom Tierarzt erhalten, nach der Anweisung auf der Verpackung direkt auf den betroffenen Bereich auf. Machen Sie das 3 Tage lang täglich und dann 3 Wochen lang zweimal pro Woche, so dass auch die Jugendstadien der Parasiten abgetötet werden, wenn sie ins Erwachsenenstadium übergehen. Setzen Sie an den Tagen zwischen den Insektizidbehandlungen Abwehrmittel gegen Insekten ein.

Schritt 5. *Verschaffen Sie der gereizten Haut Linderung.* Baden Sie die betroffenen Bereiche mit einem milden Pferdeshampoo, um Schorf und Bakterien, die Reizungen auslösen können, zu entfernen und die entzündete Haut zu kühlen.

Nach dem Bad tragen Sie ein juckreizstillendes und insektenabwehrendes Medikament auf die entsprechenden Stellen auf, beispielsweise Zaubernuss (als Einzelpräparat oder in einer marktgängigen Aufbereitung), Kieselzinkerz-Lösung, oder Zinkoxidpaste. Wenn die Haut des Pferdes trocken und schuppig ist, geben Sie auf diese Schicht noch ein erweichendes Produkt, beispielsweise eine Lösung aus Badeöl (1 : 3 mit Wasser verdünnt und mit einer Sprühflasche aufgetragen).

Schritt 6. *Entfernen Sie Schuppen und Schorf.* Bei verkrusteter, schuppiger und blättriger Haut scheren Sie die betroffenen Bereiche bis in den Bereich mit gesunder Haut hinein. Dadurch entfernen Sie die Bakterien, die in den Haaren leben, und verhindern die Ansammlung von Serum oder von Krusten, die weitere Bakterien und Insekten anziehen würden.

NESSELAUSSCHLAG

Sie sehen: Unter der Haut des Pferdes erhebt sich ein ganzer Wald von glatten, linsen- bis erbsengroßen Beulen. Normalerweise fängt das an der Halsseite an, in schweren Fällen treten die Erhebungen bald auch im Gesicht, an der Brust und im oberen Bereich der Vorderbeine auf. Bei zunehmender Verbreitung können sie zu großen, teigigen Schwellungen zusammenfließen. Wenn man auf die Mitte einer solchen Schwellung drückt, bleibt vorübergehend eine Vertiefung.

Das könnte bedeuten: Nesselausschlag, ein Anzeichen für eine allergische Reaktion. Das Pferd könnte etwas gefressen haben, von etwas gestochen worden sein, etwas eingeatmet haben, oder ein Medikament bekommen haben. Ob Ihnen das bekannt ist oder nicht – die Ursache ist etwas, mit dem das Pferd schon früher Kontakt gehabt haben muss. Ein Nesselausschlag ist potenziell gefährlich, weil er Ihnen sagt, dass das Pferd gegenüber dem Allergen überempfindlich geworden ist, so dass sein Körper irgendwann dadurch auf dieses Allergen reagieren könnte, dass er eine Art von allergischem Wutanfall bekommt – er könnte also eine oft tödliche Ganzkörperreaktion zeigen, die man Anaphylaxie nennt. Ein Pferd mit einer anaphylaktischen Reaktion kann innerhalb weniger Stunden sterben.

CHECKLISTE:

Gibt das Pferd pfeifende Atemgeräusche von sich, atmet es schnell oder bläht es die Nüstern beim Atmen?

 NEIN

 JA Rufen Sie Ihren Tierarzt **gleich** an – es könnte sich um eine anaphylaktische Reaktion handeln. Blättern Sie zu **Während Sie warten** auf der nächsten Seite.

Verhält das Pferd sich ängstlich, ohne dass ein Grund erkennbar wäre?

 NEIN

 JA Rufen Sie Ihren Tierarzt **gleich** an – es könnte sich um eine anaphylaktische Reaktion handeln. Blättern Sie zu **Während Sie warten**.

Gibt der Bauch des Pferdes besonders viele Geräusche von sich? Sind seine Pferdeäpfel weicher als sonst? Zeigt es irgendwelche Kolikanzeichen?

 NEIN

 JA Rufen Sie Ihren Tierarzt **gleich** an – es könnte sich um eine anaphylaktische Reaktion handeln. Blättern Sie zu **Während Sie warten**.

Würden Sie gerne herausfinden, auf was das Pferd reagiert hat? Haben Sie es für eine Veranstaltung gemeldet, die es wegen seines Nesselausschlages wahrscheinlich verpassen wird?

 NEIN

 JA Rufen Sie **noch heute** Ihren Tierarzt an – ein Hauttest oder detektivische Arbeit könnten das Allergen identifizieren. Ein verschreibungspflichtiges Medikament (Antihistamineika oder Korticosteroide) könnten den Rückgang des Ausschlags beschleunigen.

Versuchen Sie, die Allergenbelastung in der Umgebung des Pferdes zu minimieren. Blättern Sie zur **Eigenbehandlung** von der nächsten Seite.

Während Sie warten:

1. *Schützen Sie sich selbst.* Wenn Ihr Pferd ängstliches Verhalten an den Tag legt – ruhelos herumläuft, wiehert, die Augen weit aufreißt, die Nüstern bläht – dann ist sein Urteilsvermögen eingeschränkt, und es könnte Sie verletzen, ohne das zu wollen. Gehen Sie nicht nahe an das Pferd heran, wenn es nicht sein muss, und wenn es doch sein muss, seien Sie besonders vorsichtig.

2. *Verbessern Sie die Lüftung.* Wenn Ihr Pferd Probleme beim Atmen hat, lassen Sie ihm frische Luft zukommen. Die Angst, die viele Pferde mit einer anaphylaktischen Reaktion zeigen, beruht zum Großteil auf Panik, weil sie schlecht atmen können.

3. *Rufen Sie sich alle potenziellen Allergene ins Gedächtnis.* Denken Sie zurück: können Sie sich an irgendetwas erinnern, das diese allergische Reaktion ausgelöst haben könnte? Ein Futterwechsel? Ein Wechsel auf eine andere Weide? Wurden irgendwelche Medikamente, Wurmmittel, Impfungen oder Vitaminprodukte verabreicht? Wurden irgendwelche kosmetischen

oder therapeutischen Substanzen auf die Haut aufgetragen? Haben Sie beißende oder stechende Insekten bemerkt? Berichten Sie Ihrem Tierarzt von allen Ihren Vermutungen.

Eigenbehandlung:

*(Sehen Sie auf der **Checkliste** nach, ob eine Eigenbehandlung für den Nesselausschlag Ihres Pferdes in Frage kommt. Wenn die Antworten, die Sie in der Checkliste geben, sich irgendwann während der Eigenbehandlung zum Schlechteren verändern, rufen Sie den Tierarzt.)*

Schritt 1. Verringern Sie den Eiweißanteil in der Ration des Pferdes auf die Menge, die von der GEH vorgeschlagen wird (siehe »Schaufelweise Eiweiß«). Wenn sein Raufutter hauptsächlich aus Klee besteht, gehen Sie zu Gras über.

Schritt 2. *Verringern Sie die potenziellen Allergene in der Umgebung Ihres Pferdes.* Beispiele:
• Gehen Sie von Heu zu einem Alleinfutter über, um den Staub zu reduzieren. Oder feuchten Sie das Heu direkt vor dem Verfüttern an.
• Gehen Sie von Hobelspänen, Sägemehl oder Stroheinstreu zu geschreddertem Papier über, das weniger staubt.
• Gehen Sie von der Stallhaltung und Heufütterung zur Weidehaltung über, um die Lüftung zu verbessern und die Staubbelastung zu verringern.
• Gehen Sie von der Hallenarbeit zur Arbeit auf dem Platz oder im Gelände über, wo es weniger staubt.
• Säubern Sie den Stall des Pferdes von Spinnenweben, Wespen- oder Hornissennestern und anderen beißenden oder stechenden Insekten.
• Schalten Sie den Kontakt mit chemischen Stoffen ganz aus, minimieren sie ihn oder wechseln Sie auf andere Stoffe (Insektizide, Fellglanzsprays usw.).

SCHAUFELWEISE EIWEISS

Eiweißaufnahme für ein 500-kg-Pferd, in Gramm pro Tag, nach den Empfehlungen der GEH:

Nicht arbeitendes ausgewachsenes
Pferd 320
Wachsendes Pferd
   (Absetzer) 540
   (Jährling) 485
   (Zweijähriger im Training) 445
Turnierpferd 400–480
Spitzen-Sportpferd 480–630

Überprüfen Sie den Zeitplan und die Dopingbestimmungen für die Veranstaltungen, auf die Sie mit Ihrem Pferd gehen wollen. Es könnte aufgrund der verwendeten Medikamente disqualifiziert werden.

Beim Pferd scheint der Einsatz von Kortikosteroiden mit einem erhöhten Hufreherisiko verbunden zu sein. Die Entscheidung, bei Ihrem Pferd Kortikosteroide einzusetzen, sollte gemeinsam getroffen werden, nachdem Sie mit Ihrem Tierarzt über die potenziellen Vor- und Nachteile gesprochen haben.

GURTDRUCK

Sie sehen: Das Pferd hat Blasen oder eine offene Stelle im Ellenbogenbereich, wo der Sattelgurt gerieben hat.

Das könnte bedeuten: Ein Gurtdruck kann sich infizieren oder einen kleinen operativen Eingriff erfordern, der dazu beiträgt, dass angesammeltes Serum, Blut oder Eiter besser abfließen können. Sie werden jegliche Pläne, das Pferd zu satteln, so lange zurückstellen müssen, bis die Stelle ausgeheilt ist.

CHECKLISTE:

Können Sie unterhalb der offenen Stelle unter der Haut eine flüssigkeitsgefüllte Tasche sehen und fühlen, die sich nicht von selbst entleeren kann? Weigert das Pferd sich, Sie an diese Stelle heranzulassen? Riecht diese Stelle widerlich?

 JA Rufen Sie **noch heute** Ihren Tierarzt an, wenn Sie eine dieser Fragen mit Ja beantwortet haben – die Stelle könnte eine operative Drainage oder eine Infektionsbehandlung erfordern.

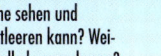 **NEIN**

Wenden Sie die **Eigenbehandlung** von weiter unten an.

Was Ihr Tierarzt vielleicht tun wird: Er kann ein Beruhigungsmittel oder ein Schmerzmittel verabreichen, um die Läsion leichter gründlich untersuchen und behandeln zu können.

Eigenbehandlung:

*(Sehen Sie auf der **Checkliste** nach, ob eine Eigenbehandlung für den Gurtdruck Ihres Pferdes in Frage kommt. Wenn die Antworten, die Sie in der Checkliste geben, sich irgendwann während der Eigenbehandlung zum Schlechteren verändern, rufen Sie den Tierarzt.)*

Schritt 1. *Kühlen Sie die Verletzung.* Nehmen Sie einen Kühlbeutel, der so groß ist, dass er um mindestens 5 cm über die Wundränder hinausragt. Legen Sie ihn zwischen die Lagen eines sauberen Tuches, das Sie mit der Mitte auf die Wunde legen und dort 5 Minuten lang festhalten.

Schritt 2. *Scheren Sie den Bereich der Verletzung.* Nachdem Sie mit dem Kühlen fertig sind, scheren Sie die Haare auf der Verletzung und bis 3 cm darüber hinaus mit einem scharfen, sauberen Feinkamm an der Maschine. Achten Sie

sorgfältig darauf, nicht in die Haut zu schneiden, und lassen Sie den Scherblock nicht heiß werden. Wenn Ihr Pferd langes Fell hat, scheren auch alle Haare ab, die in den Bereich der Verletzung hineinhängen.

Schritt 3. *Säubern Sie die Wunde und kühlen Sie wieder.* Benutzen Sie einen Gartenschlauch, eine saubere Sprühflasche oder eine 50-ml-Spritze mit einer stumpfen rosa Kanüle (siehe S. 256) und berieseln Sie damit die Verletzung mit sauberem, kühlem Wasser oder mit selbst gemachter Salzlösung. Machen Sie das eine ganze Minute lang oder so lange, bis die Gewebe für das Auge sauber erscheinen – je nachdem, was länger dauert. Wiederholen Sie Schritt 1.

Schritt 4. *Versorgen Sie die Wunde.* Um die Schwellung und angesammeltes Blut/Serum/ Eiter herauszuziehen, und um die Wunde trocken und insektenfrei zu halten, tragen Sie eine dünne Schicht einer zusammenziehenden Erste-Hilfe-Salbe auf, beispielsweise Zinksalbe. Wenn Serumtropfen durch diese Schicht »hindurchschwitzen«, decken Sie die Haut unterhalb der Wunde mit Vaseline ab. So perlt das Serum ab, anstatt sich anzusammeln, wodurch es Bakterien und Insekten anziehen würde.

Schritt 5. Überprüfen oder erneuern Sie den Tetanusimpfschutz.

Schritt 6. Machen Sie damit weiter. Wiederholen Sie die Schritte 3 und 4 ein- oder zweimal täglich, je nachdem, wie schmutzig oder verkrustet die Wunde zwischen zwei Säuberungen wird. Wiederholen Sie das so lange, bis die Wunde trocken und glatt bleibt.

Schritt 7. Bringen Sie kein Sattelzeug auf den betroffenen Bereich, bis die Wunde völlig abgeheilt ist. Verändern Sie den Trainingsplan Ihres Pferdes und reiten Sie ohne Sattel, longieren Sie, nehmen Sie es als Handpferd mit, lassen Sie es in der Führmaschine laufen oder lassen Sie es schwimmen, bis die neue Haut den Defekt vollständig abdeckt. Das kann je nach Tiefe der Verletzung 2 bis 4 Wochen dauern.

Einige Tipps zum Scheren ...

Behalten Sie die folgenden Sicherheitsmaßnahmen im Hinterkopf, wenn Sie an Ihrem Pferd mit einer elektrischen Schermaschine arbeiten:

• Scheren Sie nur trockenes Fell. Wenn Sie einen nassen Bereich scheren, gehen Sie und Ihr Pferd das Risiko ein, einen elektrischen Schlag zu bekommen. Wenn der Bereich bereits nass geworden ist, trocknen Sie ihn mit einem Tuch ab und lassen Sie ihn an der Luft vollständig trocknen, bevor Sie anfangen zu scheren.

• Schließen Sie die Schermaschine nur an eine fachmännisch installierte und mit einer Sicherung versehene Steckdose an. Wenn nun an der Maschine etwas nicht in Ordnung ist, wird die Stromzufuhr zur Steckdose unterbrochen und die Maschine ausgeschaltet.

• Stellen Sie sich beim Scheren auf einen trockenen Untergrund, so dass das Risiko eines elektrischen Schlages geringer ist.

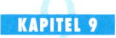
Veränderungen am
KOT DES PFERDES

DURCHFALL

Sie sehen: Stark riechender, wässriger Pferdemist liegt in formlosen Pfützen auf dem Boden, ist an die Wände gespritzt oder an Schweif, Schenkeln und Sprunggelenken des Pferdes angetrocknet.

Das könnte bedeuten: Massive Verluste an Flüssigkeit, Elektrolyten und Eiweiß können so schnell auftreten, dass das Pferd damit nicht zurechtkommt und sich nicht anpassen kann. Das Ergebnis: Austrocknung und ein entgleister Elektrolythaushalt. Der Eiweißgehalt im Blut des Pferdes kann so weit absinken, dass Beine und Unterbauch durch Ödeme anschwellen.

CHECKLISTE:

Atmet das Pferd schnell, oder bläht es bei jedem Atemzug die Nüstern? Macht es ohne ersichtlichen Grund einen ängstlichen Eindruck? Sehen oder fühlen Sie viele kleine Erhebungen unter seiner Haut?

JA Rufen Sie Ihren Tierarzt **gleich** an, wenn Sie eine dieser Fragen mit Ja beantwortet haben – es könnte sich um eine anaphylaktische Reaktion oder eine Art von Schock handeln. Während Sie warten, blättern Sie zu **Während Sie warten** auf der gegenüberliegenden Seite.

Zeigt das Pferd irgendwelche Anzeichen von Kolik (siehe S. 116)?

JA Rufen Sie Ihren Tierarzt **gleich** an, damit er die Ursache der Kolik diagnostizieren und behandeln kann. Während Sie warten, blättern Sie zu **S. 118.**

Setzt das Pferd mehr als einmal pro Stunde wässrigen Kot ab? Ist seine Umgebung (Wände, Zäune usw.) mit wässrigem Mist bespritzt? Ist der Mist schwarz oder sieht er blutig aus?

JA Rufen Sie Ihren Tierarzt **gleich** an, wenn Sie eine dieser Fragen mit Ja beantwortet haben – das Pferd ist in Gefahr auszutrocknen, Elektrolytmangel oder einen Schock zu bekommen. Blättern Sie zu **Während Sie warten.**

Setzt das Pferd schon seit drei Tagen oder länger Kot von kuhfladenartiger bis wässriger Konsistenz ab, und das mit leicht erhöhter Häufigkeit (1 bis 1½ so oft wie sonst)?

JA Rufen Sie **noch heute** Ihren Tierarzt an – das klingt nach chronischem Durchfall. Blättern Sie zu **Während Sie warten.**

CHECKLISTE (FORTSETZUNG):

Setzt das Pferd nur gelegentlich ungewöhnlich wässrige Pferdeäpfel ab, wenn es Angst hat oder sich auf-
regt?

 JA Wahrscheinlich handelt es sich lediglich um
vorübergehend wässrige Pferdeäpfel aufgrund der Aufregung. Sie müssen nichts tun,
es sei denn das Absetzen dieser weichen
Äpfel dauert über mehr als eine Stunde an.
(In diesem Falle wiederholen Sie die Checkliste.)

 NEIN

Rufen Sie Ihren Tierarzt an und lassen Sie sich beraten
oder machen Sie einen Termin aus.

Der Durchfall Ihres Pferdes könnte auf Sie übertragbar sein. Ergreifen Sie die
folgenden Vorsichtsmaßnahmen:

1. Waschen Sie sich die Hände gründlich mit Wasser und Seife, nachdem Sie mit Ihrem
Pferd oder mit Gegenständen umgegangen sind, die mit dem Kot verschmutzt waren
(Kleidung, Stiefel, Handschuhe, Einstreu usw.).
2. Halten Sie Hände, Handschuhe und Ärmel von Ihrem Gesicht fern.
3. Halten Sie Ihr Pferd von Kindern unter einem Jahr und von Personen mit einem angegrif-
fenen Immunsystem fern.
4. Gehen Sie zum Arzt, wenn Sie oder ein Familienmitglied Anzeichen von Krankheit zeigen, selbst wenn es sich dabei nicht um Durchfall handelt.
5. Nehmen Sie Ihre Haustiere nicht mit in den Stall. Mitglieder Ihrer Familie könnten sich
infizieren, wenn sie Kontakt mit einem Haustier haben, das mit dem infizierten Mist in
Berührung gekommen ist.

Während Sie warten:

1. *Isolieren Sie Ihr Pferd von anderen Pferden,
da es unter einer ansteckenden Durchfaller-
krankung leiden könnte.* Um zu verhindern,
dass eine möglicherweise ansteckende Erkrankung sich ausbreitet, sollten Sie es auf einen Paddock oder in eine Box mit getrennter Wasserversorgung stellen, mindestens 7 m von den
anderen Pferden entfernt. Waschen Sie sich die
Hände und desinfizieren Sie Ihre Stiefel, nachdem Sie Umgang mit Ihrem Pferd hatten und
bevor Sie mit anderen Pferden in Berührung
kommen.

2. *Nehmen Sie dem Pferd sein Futter weg.* Um
zu vermeiden, dass der Zustand eines ohnehin
gereizten Darmtrakts sich weiter verschlimmert,

entfernen Sie den Hafer aus der Krippe und das
Heu aus der Raufe; nehmen Sie auch die Einstreu aus der Box, falls das Pferd sie frisst. (Es ist
nicht ungewöhnlich, dass ein Pferd mit Darm-
problemen Stroh oder Sägespäne frisst.)
3. *Geben Sie dem Pferd die Gelegenheit, seinen
Flüssigkeits- oder Elektrolytmangel freiwillig
wieder teilweise auszugleichen.* Stellen Sie ihm
3 20-Liter-Eimer mit frischem Wasser von Raumtemperatur hin, die Sie wie folgt präpariert haben:
• einen Eimer mit Wasser und sonst nichts
• einen Eimer mit einem Elektrolytzusatz speziell für Pferde (befolgen Sie die Anweisungen
auf dem Etikett)
• einen Eimer, in den Sie ca. 150 g Natriumbi-
karbonat mit eingemischt haben.

Warnung:
**Einem akuten Durchfall beim erwachsenen Pferd folgt oft ein »Nachbeben« – Hufrehe.
Selbst wenn das Pferd derzeit keinerlei Anzeichen von Hufrehe zeigt, werden Sie zusammen
mit Ihrem Tierarzt eine Entscheidung darüber treffen müssen, ob Sie vorsichtshalber dagegen
behandeln wollen.**

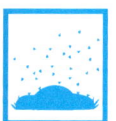

Harte, kleine
PFERDEÄPFEL

Sie sehen: Der Mist des Pferdes besteht aus Äpfeln, die kleiner und härter als sonst sind.

Das könnte bedeuten: Dieser Mist ist zu trocken. Je trockener der Mist, desto größer ist die Gefahr, dass im Verdauungstrakt eine Verstopfungskolik auftritt.

CHECKLISTE:

Zeigt das Pferd irgendwelche Anzeichen von Kolik (siehe **S. 116**)?

 Rufen Sie Ihren Tierarzt **gleich** an, damit er die Kolikursache diagnostizieren und behandeln kann. Während Sie warten, blättern Sie zu **S. 118.**

Hat das Pferd blutunterlaufene Augen? Hat es in letzter Zeit Gewicht verloren? Ist sein Mist mit weißen, wurmähnlichen oder schleimigen Streifen überzogen?

 Rufen Sie **noch heute** Ihren Tierarzt an — es könnte sich um eine chronische Darm- oder Allgemeinerkrankung handeln.

Blättern Sie zur **Eigenbehandlung** weiter unten.

Eigenbehandlung:
*(Sehen Sie auf der **Checkliste** nach, ob eine Eigenbehandlung für den trockenen Mist Ihres Pferdes in Frage kommt. Wenn die Antworten, die Sie in der Checkliste geben, sich irgendwann während der Eigenbehandlung zum Schlechteren verändern, rufen Sie den Tierarzt.)*

Schritt 1. *Bieten Sie dem Pferd frisches Trinkwasser in einem sauberen Behälter an.* Wenn es draußen kalt ist oder plötzlich deutlich kälter als bisher geworden ist, bieten Sie ihm noch einen zweiten Eimer an, in den Sie warmes Wasser (49 °C) gegeben haben. Prüfen Sie die Temperatur mit einem Thermometer.

Schritt 2. *Ermuntern Sie das Pferd zum Saufen.*

Schritt 3. *Bewegen Sie ihr Pferd.* Um die Darmbewegung und den Durst anzuregen, gehen Sie mit dem Pferd an der Hand spazieren, nehmen Sie es auf einen ruhigen Geländeritt im Schritt oder bringen Sie es zusammen mit einem Stallkameraden in einen Paddock, jeweils für mindestens 20 Minuten. Bieten Sie ihm während der Arbeit alle 10 Minuten Wasser von Raumtemperatur an.

Schritt 4. *Achten Sie auf die Anzeichen einer Verschlechterung.* Sehen Sie sich die Pferdeäpfel im Hinblick auf Konsistenz und Gesamtmenge genau an. Wenn innerhalb von 8 bis 12 Stunden keine Verbesserung eintritt, oder wenn Sie irgendwann wieder Schleim, Kolikanzeichen oder verminderten Kotabsatz bemerken, rufen Sie sofort den Tierarzt.

Welche Ursachen hat harter, trockener Kot?

1. Langsame Darmbewegung **2.** Dehydratation **3.** Eine teilweise Blockade des Darms.

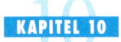
Probleme am
HARN- UND GESCHLECHTSSYSTEM

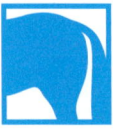

URIN ODER HARN LASSEN UNGEWÖHNLICH

Sie sehen: Der Harn des Pferdes hat eine ungewöhnliche Farbe oder das Pferd verhält sich beim Harn lassen anders (es nimmt zum Beispiel öfter die Haltung dafür ein oder für längere Zeit, produziert dabei aber eine geringere Menge als sonst).

Das könnte bedeuten: Im Harnapparat des Pferdes liegt ein Problem vor. Auch ein Problem auch anderswo im Körper kann Symptome hervorrufen, die denjenigen für Schmerzen im Harnapparat ähneln.

CHECKLISTE:

Versucht das Pferd öfter und länger als sonst zu harnen (stellt es sich in der gestreckten Stellung zum Harn lassen hin) und tröpfelt dabei nur ein schwacher Urinstrahl heraus?

 Rufen Sie Ihren Tierarzt **gleich** an – es könnte sich um eine Kolik handeln, aber auch um eine Verlegung der Harnwege, die tödlich verlaufen kann, wenn sie nicht frühzeitig behandelt wird.

Nimmt das Pferd die typische Haltung zum Harn lassen öfter ein als üblich? Lässt es dabei den Harn jedes Mal ganz normal ab (normaler Druck, Harn fließt frei heraus), wobei die Gesamtmenge vielleicht geringer ist als sonst?

 Rufen Sie Ihren Tierarzt **gleich** an, wenn Sie beide Fragen mit Ja beantwortet haben – es könnte sich um eine Infektion der Harnwege handeln.

Tröpfelt bei dem Pferd Urin selbst dann heraus, wenn es gar nicht versucht, zu harnen?

 Rufen Sie Ihren Tierarzt **gleich** an – es könnte sich um eine Verletzung oder Erkrankung des Nervensystems handeln, beispielsweise eine Rückenmarksverletzung, das Cauda-Equina-Syndrom, neurologische Rhinopneumonitis oder eine Sorghumvergiftung.

CHECKLISTE (FORTSETZUNG):

Ist der Harn des Pferdes rötlich gefärbt oder blutig? Falls das Pferd eine Stute ist: ist ihr Schweif mit Blut befleckt?

 NEIN

 JA Rufen Sie Ihren Tierarzt **gleich** an, wenn Sie eine dieser Fragen mit Ja beantwortet haben – es könnte sich um eine Infektion, um Harnsteine oder einen Tumor in Niere oder Blase oder um Krampfadern in der Scheide handeln.

Ist der Harn des Pferdes kaffeebraun? Haben Sie beobachtet, wie das Pferd Harn von dieser Farbe abgelassen hat?

 NEIN

 JA Rufen Sie Ihren Tierarzt **gleich** an, wenn Sie diese beiden Fragen mit Ja beantwortet haben – das Pferd könnte einen Muskelschaden erlitten haben (entweder durch eine Verletzung oder durch eine Muskelerkrankung wie Kreuzverschlag), es könnte auch eine Art von Anämie haben oder einen Giftstoff aufgenommen haben.

Sehen Sie im Schnee rote, orangefarbene oder braune Harnflecken, konnten aber nicht direkt beobachten, dass das Pferd Harn mit einer solch ungewöhnlichen Färbung abgelassen hat?

 NEIN

 JA Machen Sie mit dieser Checkliste weiter – wenn Sie keine weiteren Anzeichen dafür sehen, dass etwas nicht stimmt, könnte es sich um eine normale Farbveränderung handeln, die auftreten kann, wenn sich der Harn des Pferdes mit dem Schnee vermischt.

Produziert das Pferd mehr Harn oder säuft es mehr Wasser als sonst? Ist sein Fell stumpf, übermäßig lang oder wird es nicht gewechselt?

 NEIN

 JA Rufen Sie **noch heute** Ihren Tierarzt an, wenn Sie eine dieser Fragen mit Ja beantwortet haben – es könnte sich um eine Nierenerkrankung oder ein Problem mit der Hirnanhangsdrüse handeln.

Sieht der Harn des Pferdes cremig oder sahnig aus?

 JA Rufen Sie **noch heute** Ihren Tierarzt an. Bei Pferden sieht der Harn oft cremig oder sahnig auf, je nach seinem Gehalt an Eiweiß, Kalzium und Schleim (was normal ist), und bei Stuten auch je nach Stadium im Rossezyklus. Bei einer Niereninfektion kann allerdings Eiter im Harn auftreten. Wenn das also das erste Mal ist, dass Sie cremig aussehenden Harn beobachten, rufen Sie Ihren Tierarzt.

Wussten Sie schon ...

Eine Besonderheit der Pferde ist die Art, wie ihr Körper mit überschüssigem Kalzium fertig wird: während andere Tiere den Überschuss mit dem Kot ausscheiden, verarbeiten Pferde es in den Nieren und scheiden es mit dem Harn aus. Dadurch wird aber auch der Weg für die Bildung von Nieren- und Blasensteinen bereitet. Das ist auch einer der Gründe dafür, warum die in Amerika so beliebte Luzerne (die mehr Kalzium enthält als andere Raufutterarten) nicht unbedingt die beste Wahl als Raufutterquelle für Pferde ist.

KAPITEL 11

VERSCHIEDENE SYMPTOME

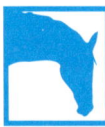

FIEBER

Sie sehen: Sie meinen, dass das Pferd sich ungewöhnlich warm anfühlt oder niedergeschlagen aussieht, und Sie haben seine Temperatur gemessen und bemerkt, dass es tatsächlich Fieber hat – die Temperatur ist höher als normal (siehe S. 114 und »Fieber oder nicht«).

Das könnte bedeuten: Das kann ein Anzeichen für eine Infektionskrankheit sein, eine Reaktion auf ein Medikament oder ein Hitzschlag.

CHECKLISTE:

Messen Sie die Temperatur des Pferdes noch einmal und benutzen Sie dazu ein anderes Thermometer. Immer noch Fieber?

 JA Es wird Zeit für ein neues Thermometer!

Ist das Pferd innerhalb der letzten Stunde geritten oder gefahren worden oder ist es auf der Weide frei gelaufen?

 JA Führen Sie das Pferd zum Abkühlen eine halbe Stunde lang im Schritt und messen Sie die Temperatur noch einmal. Immer noch erhöht? Wenn ja, machen Sie mit dieser Checkliste weiter.

Ist es draußen heiß? Steht das Pferd in der Sonne? Schwitzen andere Pferde, während Ihr Pferd das nicht tut? Beträgt die Summe aus Umgebungstemperatur und relativer Luftfeuchtigkeit mehr als 70?

 JA Rufen Sie Ihren Tierarzt **gleich** an, wenn Sie 2 oder mehr dieser Fragen mit Ja beantwortet haben —es könnte sich um einen Hitzschlag oder eine Anhydrose handeln. Blättern Sie zu **Während Sie warten** auf der gegenüberliegenden Seite.

Handelt es sich um eine Stute, die innerhalb der letzten 72 Stunden gefohlt hat? Oder innerhalb der letzten 2 Monate?

 JA Rufen Sie Ihren Tierarzt **gleich** an, wenn Sie eine dieser Fragen mit Ja beantwortet haben – es könnte sich um eine akute Gebärmutterentzündung oder eine Laktationstetanie handeln.

CHECKLISTE (FORTSETZUNG):

Ist das Pferd innerhalb der letzten 24 Stunden geimpft oder mit anderen Medikamenten behandelt worden?

 JA Rufen Sie Ihren Tierarzt **gleich** an – es könnte sich um eine leichte Reaktion auf einen Lebendimpfstoff handeln, aber auch um eine gefährliche Reaktion, die maligne Hyperthermie heißt.

 NEIN

Hatte das Pferd innerhalb der letzten 3 Wochen Kontakt zu einem kranken Pferd?

 JA Rufen Sie **noch heute** Ihren Tierarzt an – das Pferd könnte sich eine Infektion zugezogen haben.

 NEIN

Rufen Sie Ihren Tierarzt an, lassen Sie sich beraten und machen Sie einen Termin aus.

Während Sie warten:

Kühlen Sie das Pferd ab. Wenn die Umgebungstemperatur 27 °C oder mehr beträgt, tupfen Sie das Pferd mit einem Handtuch ab, das Sie mit Wasser von Raumtemperatur oder kühler (aber nicht kalt) getränkt haben, und konzentrieren Sie sich dabei auf die Bereiche hinter und zwischen den Ohren, an der Stirn, der Halsunterseite im Bereich der Drosselvene, die Bereiche hinter den Ellenbogen, und den Genital- und Unterbauchbereich. Nehmen Sie auf keinen Fall einen Wasserschlauch und duschen Rumpf und Rücken des Pferdes mit eiskaltem Wasser ab.

Dabei würden sich die Blutgefäße in diesen Muskeln zusammenziehen und das Gewebe wäre nicht mehr ausreichend durchblutet. Das Pferd würde langsamer abkühlen und es könnte zu Muskelkrämpfen oder sogar zu Kreuzverschlag kommen. Stellen Sie es an einer Stelle in den Schatten, an der ein leichtes Lüftchen weht, oder an der Sie einen Ventilator dazu stellen können, der die Verdunstung erleichtert. Machen Sie es alle 5 Minuten wieder nass – oder auch früher, wenn es schneller abgetrocknet ist.

Fieber oder nicht ...

Fieber tritt dann auf, wenn der Hypothalamus des Pferdes, der die Körpertemperatur regelt, seinen »Thermostaten« so einstellt, dass er eine höhere Temperatur toleriert, bevor er die Kühlmechanismen einschaltet. Dadurch wird der Körper in die Lage versetzt, Eindringlinge zu bekämpfen, indem er eine heiße, unwirtliche Umgebung schafft – der Körper versucht buchstäblich, die Eindringlinge auszubrennen.

Die Körpertemperatur ist auch ein guter Indikator für den Gesundheitszustand des Pferdes. Wenn Sie das Gefühl haben, dass mit Ihrem Pferd etwas nicht stimmt, wird Ihr Tierarzt Sie wahrscheinlich als erstes fragen »Haben Sie mal Fieber gemessen?«. Hier ist aufgelistet, was die gemessenen Temperaturen bedeuten.

Temperatur	Mögliche Ursache
40,5 oder höher	Ernsthafte Virusinfektion; Hitzschlag
38,5 bis 40,5	Erwärmung nach einer Anstrengung; in der Ruhe: Schmerz, Entzündung oder leichte Infektion
37,4 bis 38,5	Normal
36,2 bis 37,4	Leichter bis mäßiger Schock; Unterkühlung
unter 36,2	Schwerer Schock

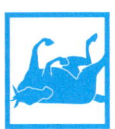

WÄLZEN

Sie sehen: Das Pferd wälzt sich.

Das könnte bedeuten: Es könnte sein, dass das Pferd sich am Rücken kratzt, sich zum Schutz vor Insekten mit Staub eindeckt oder sich das juckende Fell ausreibt. Es könnte aber auch ein Anzeichen für Kolikschmerz sein.

CHECKLISTE:

Steht das Pferd wieder auf, nachdem es sich gewälzt hat? Schüttelt es sich wie ein nasser Hund, nachdem es aufgestanden ist? Grast es danach weiter? Oder beobachtet es, wenn es in einem Auslauf oder in der Box ist, mit Interesse (gespitzte Ohren, wache Augen) seine Umgebung?

 JA Wenn Sie zwei oder mehr dieser Fragen mit Ja beantwortet haben, können Sie sich entspannen – es war wahrscheinlich ein ganz normales Wälzen, mit dem ein Pferd sich den Rücken kratzt.
Sehen Sie in 10 Minuten noch einmal nach ihm.

 NEIN

Rufen Sie Ihren Tierarzt **gleich** an – es könnte sich um eine Kolik handeln. Während Sie warten, blättern Sie zu **S. 118**.

Wenn das Pferd vor lauter Fliegen verrückt spielt …

Häufiges Wälzen bei einem Pferd, das keine Kolik hat, könnte ein Zeichen dafür sein, dass die Fliegen ihm zusetzen. Das Wälzen im Staub oder im Schlamm ist eine uralte Pferdemethode zur Abwehr von Insektenangriffen. Um Ihrem Pferd zu helfen, die Oberhand zu behalten, ohne zu womöglich giftigen Abwehrmitteln oder Insektiziden greifen zu müssen, probieren Sie die folgenden Tipps aus:

• Baden Sie das Pferd ungefähr jede Woche, um Schweißrückstände zu entfernen. (Schweiß zieht beißende und stechende Insekten magisch an und trägt ganz allgemein dazu bei, dass die Haut juckt.)
• Sprühen Sie das Pferd so oft wie nötig mit einer Lösung aus 1 Teil Badeöl und 3 Teilen Wasser ein. Machen Sie das mindestens einmal am Tag – diese Mischung ist völlig ungiftig.
• Legen Sie dem Pferd eine Fliegendecke und eine Fliegenmaske mit Ohrenkappen an.
• Sorgen Sie dafür, dass Ihr Pferd an einem schattigen, luftigen Ort stehen kann, wenn die Fliegen aktiv sind. Viele stechende Insekten sind hauptsächlich dann unterwegs, wenn es heiß und sonnig ist.
• Lassen Sie das Pferd tagsüber im Stall und bringen Sie es nachts auf die Koppel, wenn die Fliegen weniger aktiv sind.

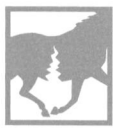

KOLIK

Sie sehen: Symptome aus der Checkliste für Koliksymptome, die Sie auf der nächsten Seite finden, geben Informationen darüber, wie sich diese auf das Verhalten des Pferdes auswirken.

Das könnte bedeuten: »Kolik« ist keine Diagnose, sondern lediglich eine Ansammlung von Symptomen, die normalerweise »Bauchweh« bedeuten. Von wenigen Ausnahmen abgesehen, bedeutet Kolikschmerz immer, dass im Verdauungssystem des Pferdes ein Problem vorliegt. Die Schwere dieses Problems wird nicht unbedingt durch die Heftigkeit des Schmerzes angezeigt, den Sie in einem bestimmten Augenblick beobachten können. Ein Pferd, das Kolikschmerzen 3. Grades zeigt, ist vielleicht kurz davor, eine harmlose Gasblase entweichen zu lassen und wird danach wieder in Ordnung sein – aber es kann auch auf dem Weg zu höhergradigen Schmerzen und zum endotoxischen Schock sein. Im Moment haben Sie keine Möglichkeit zu wissen, in welche Richtung die Kolik sich entwickeln wird.

CHECKLISTE:

Beschränken die Symptome des Pferdes sich derzeit auf Schmerzen 1. Grades? **JA** Rufen Sie Ihren Tierarzt **gleich** an – es könnte sich um die ersten Stadien einer Kolik handeln, aber auch um spätere Stadien, wenn der Dickdarm betroffen ist (dabei bemerkt man oft nur geringgradige Anzeichen, wobei die Erkrankung nicht weniger ernsthaft sein muss). Blättern Sie zu **Während Sie warten** auf S. 118.

 NEIN

Zeigt das Pferd Symptome, die über den 2. Grad nicht hinausgehen? **JA** Rufen Sie Ihren Tierarzt **gleich** an – eine rasche Behandlung kann verhindern, dass noch mehr Endotoxine durch die Wände der betroffenen Darmabschnitte aufgenommen werden. Blättern Sie zu **Während Sie warten.**

 NEIN

Haben die Symptome des Pferdes Grad 3 erreicht? **JA** Rufen Sie Ihren Tierarzt **gleich** an – das Pferd zeigt die ersten Anzeichen einer Vergiftung durch die Absorption von Endotoxinen. Blättern Sie zu **Während Sie warten.**

 NEIN

Haben die Symptome des Pferdes Grad 4 erreicht? **JA** Rufen Sie Ihren Tierarzt **gleich** an – die Anzeichen sprechen für ein Kreislaufversagen aufgrund des endotoxischen Schocks. Blättern Sie zu **Während Sie warten.**

 NEIN

Haben die Symptome des Pferdes Grad 5 erreicht? **JA** Rufen Sie Ihren Tierarzt **gleich** an – schnelle, entschlossene und intensive Behandlung sind nötig, um das Leben Ihres Pferdes zu retten.

Was Ihr Tierarzt vielleicht tun wird: Es kann sein, dass er eine Bauchpunktion durchführen muss. Dabei nimmt er eine Probe der Flüssigkeit, die sich frei im Bauchraum befindet, indem er eine Nadel durch die Wand des Unterbauches führt. Eine Analyse dieser Flüssigkeit kann hilfreich sein, um die Prognose für das Pferd aufzustellen und zu entscheiden, ob eine Operation helfen kann.

Überblick über die Symptome von Koliken

Sie sehen	Kolikschmerz 1. Grades (leicht)	Kolikschmerz 2. Grades (mäßig)	Kolikschmerz 3. Grades (heftig, im Frühstadium	Kolikschmerz 4. Grades (heftig, fortgeschritten)	Kolikschmerz 5. Grades (heftig, besorgniserregend)
Haltung des Pferdes	Schläfrig; verhält sich fast normal, wenn es angeregt wird.	Geistesabwesend; wird aufmerksam, wenn etwas los ist, danach aber wieder abwesend.	Unruhig; wird nur kurz aufmerksam, wenn etwas los ist.	Vom Schmerz in Anspruch genommen; nimmt seine Umgebung nicht wahr.	Wie erstarrt; reagiert nicht.
Steht oder liegt?	Steht oder legt sich ruhig hin.	Legt sich immer wieder hin und steht wieder auf.	Legt sich gelegentlich hin und wälzt sich.	Lässt sich ohne Vorwarnung zu Boden fallen.	Liegt; will nicht aufstehen.
Mögliche Anzeichen für Schmerz	Häufiges Gähnen möglich.	Schweifschlagen; Halsrecken; Umdrehen nach dem Bauch; Scharren; Aufstampfen mit den Hinterfüßen.	Schwitzen; Schlagen nach dem Bauch; Beißen nach den Flanken.	Schlägt wild um sich.	Nimmt den Schmerz anscheinend nicht mehr wahr.
Puls	45 bis 50 Herzschläge pro Minute.	50 bis 55 Herzschläge pro Minute.	55 bis 65 Herzschläge pro Minute.	65 bis 100 Herzschläge pro Minute.	Mehr als 100 Herzschläge oder unregelmäßiger Puls.
Farbe des Zahnfleisches	Normal bis etwas blass.	Normal bis intensiv rosa.	Rötlich oder bläulich.	Schmutzfarben.	Weiß bis schmutzfarben.
Kapillarfüllzeit	Normal (1 bis 1½ Sekunden).	1½ bis 2 Sekunden.	2 bis 3 Sekunden.	3 Sekunden oder länger.	Über 3 Sekunden.
Darmgeräusche	Unterschiedlich; bei »klickenden« Gasgeräuschen Tierarzt rufen.	Unterschiedlich; bei »klickenden« Gasgeräuschen Tierarzt rufen.	Unterschiedlich; bei »klickenden« Gasgeräuschen Tierarzt rufen.	Normalerweise keine; kurzes Blubbern und Klicken manchmal hörbar.	Normalerweise keine; kurzes Blubbern und Klicken manchmal hörbar.

Beachten Sie: zwischen den Anzeichen für die verschiedenen Grade kann eine gewisse Überlappung auftreten.

Ein unwahrer Mythos:
Ein Pferd mit Kolik muss geführt werden.

Tatsache ist: bei einer leichten bis mäßigen Kolik kann es Ihrem Pferd helfen, wenn Sie es führen, weil dann Gasblasen leichter entweichen können und verrutschte Darmschlingen vielleicht wieder in die korrekte Position gleiten. Wenn Ihr Pferd aber nur den einen Gedanken kennt, sich hinlegen zu wollen, ist es nicht sehr hilfreich, wenn Sie es mit der Gerte schlagen, treten oder anbrüllen, damit es aufsteht und weiterläuft. Sie bringen dadurch nur noch mehr Stress in eine ohnehin belastende Situation und zwingen das Pferd, Energie zu verschwenden, die es eigentlich braucht, damit es ihm wieder besser gehen kann. Wenn das Gehen dem Pferd zu helfen scheint, sich besser zu fühlen, dann gehen Sie mit ihm. Wenn es aber ein einziger Kampf wird, das Pferd auf den Füßen zu halten, lassen Sie es sich hinlegen. Wenn es ruhig liegen bleibt, ist das ja nur gut. Wenn das Pferd unbedingt um sich schlagen will, wird keine körperliche Züchtigung es davon abhalten, und Sie könnten verletzt werden, wenn Sie es versuchen. Tun Sie lieber, was Sie können, um das Pferd vor Verletzungen zu schützen (ohne sich dabei selbst zu verletzen). Machen Sie mit dem Abschnitt **Während Sie warten** weiter unten weiter.

Während Sie warten:

Kolik 1. Grades. *Entfernen Sie alles Futter.* Nehmen Sie das Kraftfutter aus der Krippe und das Heu aus der Raufe; entfernen Sie die Einstreu, falls das Pferd sie frisst (es ist nicht üblich, dass ein Pferd mit leichten Bauchschmerzen Stroh oder Sägespäne frisst). Lassen Sie ihm das Wasser da.

Kolik 2. bis 5. Grades. *Wenn das Pferd sich wälzen oder um sich schlagen will, schützen Sie es (und seine menschlichen Pfleger).*

• Um zu verhindern, dass das Pferd sich selbst verletzt und um zu verhindern, dass seine Pfleger verletzt werden: Streuen Sie den Stall mit besonders tiefer Einstreu frisch ein und legen Sie entlang der Stallwände 1 oder 2 Lagen Heu- oder Strohballen aus. Entfernen Sie alles, was in die Box ragt und sich entfernen lässt (abschraubbare Raufen, Eimer).

• Eine weitere Möglichkeit wäre, das Pferd in eine Reithalle oder auf einen Graspaddock zu bringen, nachdem Sie alle Geräte oder Hindernisse darauf entfernt haben.

• Ersetzen Sie das normale Stallhalfter durch ein gepolstertes (beispielsweise ein mit Fleece gefüttertes Reisehalfter), damit die Metallbeschläge des Halfters keine Gesichtsnerven beschädigen, falls das Pferd hinfällt.

• Wenn das Pferd nicht um sich schlägt (sonst ist es zu gefährlich für Sie), bringen Sie gepolsterte Transportgamaschen an seinen Beinen an und legen Sie ihm einen gepolsterten Kopfschutz an, falls es daran gewöhnt ist.

• Wenn Sie es ohne Gefährdung Ihrer Person machen können, prüfen Sie Puls, Atemfrequenz und Kapillarfüllungszeit alle 5 Minuten und geben Sie die Daten Ihrem Tierarzt.

• Wenn Ihr Pferd versichert ist (gegen Tod oder für den Krankheitsfall), rufen Sie Ihren Versicherungsagenten an und berichten Sie ihm von der Kolik. Befassen Sie sich vor dem Ernstfall mit der Versicherungspolice, damit Sie genau wissen, welche Bedingungen Sie erfüllen müssen.

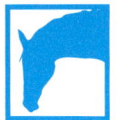

Apathisches, niedergeschlagenes
VERHALTEN

Sie sehen: Vielleicht bewegt das Pferd sich langsamer als sonst. Vielleicht ist es weniger an dem interessiert, was in seinem Umfeld vorgeht. Auf der Weide wirken seine Versuche, bei der Herde zu bleiben, halbherzig. Bei entsprechenden Anlässen wacht es einmal auf, fällt dann aber schnell in seinen neutralen Zustand zurück, ist nicht an seiner Umgebung interessiert und zieht sich vom Herdenleben zurück. Wenn es alleine ist, scheint es ihm völlig zu reichen, mit hängender Unterlippe und tiefem Kopf still dazustehen, die Augenlider halb geschlossen, als ob es furchtbar müde wäre. Bei dieser Gelegenheit zahlt es sich aus, wenn Sie wissen, wie Ihr Pferd sich normalerweise verhält.

Das könnte bedeuten: Es kann ein Anzeichen dafür sein, dass das Pferd leichte bis mäßige körperliche Schmerzen hat und dadurch abgelenkt ist. Es kann sich aber auch um das handeln, was es zu sein scheint: Teilnahmslosigkeit aufgrund eines Problems im Gehirn.

CHECKLISTE:

Hat das Pferd Fieber?

 NEIN

Erkennen Sie Anzeichen für ein Trauma – Verletzungen, Schwellungen, Lahmheit oder reagiert das Pferd unwillig wenn Sie mit dem Finger Druck ausüben? Weigert das Pferd sich, sich zu bewegen? Hält es den Kopf schief? Ist der Schweif zu einer Seite hin gezogen?

 NEIN

Ist der Bauch des Pferdes beim Abhören ungewöhnlich laut oder ungewöhnlich leise? Sind Zahnfleischfarbe oder Kapillarfüllzeit ungewöhnlich? Hat es einen schnelleren Puls als sonst? Weniger Appetit? Schwitzt es?

 NEIN

Schlurft das Pferd beim Gehen? Zittert es? Torkelt es, als ob es betrunken wäre?

 NEIN

 JA
Rufen Sie Ihren Tierarzt **gleich** an – es könnte sich um eine ansteckende Erkrankung handeln. Blättern Sie zu **Während Sie warten Nr. 1** auf der nächsten Seite.

 JA
Rufen Sie Ihren Tierarzt **gleich** an, wenn Sie diese Fragen mit Ja beantwortet haben – es könnte sich um starke Schmerzen, Verwirrung oder einen Verlust des Gleichgewichts aufgrund einer Verletzung oder Erkrankung handeln. Blättern Sie zu **Während Sie warten Nr. 2** auf der nächsten Seite.

 JA
Rufen Sie Ihren Tierarzt **gleich** an, wenn Sie eine dieser Fragen mit Ja beantwortet haben – es könnte eine Kolik sein. Während Sie warten, blättern Sie zu **S. 118.**

 JA
Rufen Sie Ihren Tierarzt **gleich** an, wenn Sie eine dieser Fragen mit Ja beantwortet haben – es könnte sich um einen Schwächezustand aufgrund einer Verletzung oder Erkrankung handeln. Blättern Sie zu **Während Sie warten Nr. 2.**

CHECKLISTE (FORTSETZUNG):

Sehen Sie sich das Pferd in einer Viertelstunde noch einmal an. Erkennen Sie eine Besserung? Zeigt es positive Zeichen wie Fressen, Saufen, Äpfeln oder Schweifschlagen zum Verjagen von Fliegen?

 NEIN

Wenn Sie irgend etwas Ungewöhnliches feststellen, blättern Sie zum entsprechenden Kapitel und rufen Sie Ihren Tierarzt.

 JA

Sehen Sie sich die Situation noch einmal kritisch an. Wenn alles in Ordnung zu sein scheint, entspannen Sie sich. Vielleicht ist gar nichts gewesen oder es ist von selbst besser geworden. Sehen Sie in den nächsten Stunden öfters nach dem Pferd, um sicherzugehen.

Während Sie warten Nr. 1:

Isolieren Sie Ihr Pferd von anderen Pferden, um zu verhindern, dass eine möglicherweise ansteckende Erkrankung sich ausbreitet. Sie sollten es auf einen Paddock oder in eine Box mit getrennter Wasserversorgung stellen, mindestens 7 m von den anderen Pferden entfernt. Waschen Sie sich die Hände und desinfizieren Sie Ihre Stiefel, nachdem Sie Umgang mit Ihrem Pferd hatten und bevor Sie Umgang mit anderen Pferden haben.

Während Sie warten Nr. 2:

1. *Vermeiden Sie es, das Pferd zu bewegen (es sei denn Ihr Tierarzt rät Ihnen, das zu tun).* Wenn das Pferd schwach ist, ihm schwindlig ist oder es Schmerzen hat, kann erzwungene Bewegung deutlichen Schaden anrichten. Wenn es irgendwie möglich ist, sperren Sie das Pferd ein, indem Sie bewegliche Zaunelemente um es herum aufstellen oder bleiben Sie bei ihm, bis der Tierarzt kommt. Bringen Sie ihm frisches Wasser, denn es kann sein, dass es nicht aus eigener Kraft an Wasser gelangen konnte.

2. *Schützen Sie sich selbst.* Ein schwaches Pferd oder eines, dem schwindlig ist, kann ohne Vorwarnung taumeln oder fallen. Bleiben Sie aufmerksam und außer Reichweite.

> **Unter den möglichen Ursachen für eine Erkrankung des Nervensystems befindet sich auch eine seltene, aber berüchtigte: die Tollwut. Gehen Sie kein Risiko ein, sondern ergreifen Sie Vorsichtsmaßnahmen. Siehe S. 23.**

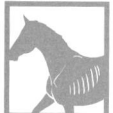

GEWICHTSVERLUST

Sie sehen: Ihr Pferd verliert an Gewicht oder weist eine schlechtere körperliche Verfassung auf.

Das könnte bedeuten: Die zugrunde liegenden Probleme können von so einfachen Dingen wie unzureichender Menge oder Qualität der Futterration für den derzeitigen Bedarf bis hin zum Krebs reichen.

CHECKLISTE:

Treffen zwei oder mehr der folgenden Aussagen zu?
- Man sieht die Rippen des Pferdes.
- Die Wirbel stehen heraus.
- An der Schweifrübe steht ein knochiger Vorsprung heraus.
- Das Fell sieht struppig aus.
- Es sieht seit 4 Wochen oder länger zu mager aus.

 Dieser Gewichtsverlust ist vermutlich ungesund. Machen Sie mit dieser Checkliste weiter.

Hat das Pferd sein Maul im Futter, ohne das Futter wirklich ins Maul zu nehmen, als ob es nicht fressen könnte? Hängen die Gesichtszüge herunter oder zeigt es eine Grimasse? Fällt ihm Futter wieder aus dem Maul oder aus den Nüstern?

 Rufen Sie Ihren Tierarzt **gleich** an, wenn Sie eine dieser Fragen mit Ja beantwortet haben – es könnte ein Problem am Nervensystem vorliegen. Siehe **Vorsicht** auf S. 123.

Hat das Pferd weniger Appetit als sonst? Wirkt es niedergeschlagen? Hat es Fieber?

 Rufen Sie **noch heute** Ihren Tierarzt an, wenn Sie eine dieser Fragen mit Ja beantwortet haben – das Pferd könnte unter chronischen Schmerzen oder einer chronischen Erkrankung leiden.

Hat das Pferd während der letzten zwei Monate schmerzlindernde Medikamente bekommen?

 Rufen Sie **noch heute** Ihren Tierarzt an – bei der Verwendung vieler schmerzstillender Medikamente kann es zu Entzündungen und Geschwüren im Verdauungsapparat des Pferdes kommen.

Ist an den Pferdeäpfeln etwas ungewöhnlich?

 Blättern Sie zu **S. 107**.

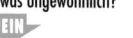

CHECKLISTE (FORTSETZUNG):

Frisst das Pferd langsamer als sonst? Hält es beim Fressen den Kopf schief? Haben Sie Heuwickel beobachten können? Sind seine Pferdeäpfel mit ganzen Getreidekörnern durchsetzt?

Können Sie allen folgenden Aussagen beipflichten?
- Das Pferd wird genauso gefüttert wie letztes Jahr um dieselbe Zeit und damals war sein Gewicht in Ordnung.
- Das Pferd arbeitet genauso viel wie letztes Jahr um diese Zeit, und damals war sein Gewicht in Ordnung.
- Andere Pferde, die dieselbe Ration erhalten, sehen gut aus.
- Es hat Zugang zu so viel frischem Wasser, wie es nur will.

Wird das Pferd in der Gruppe gefüttert oder getränkt?

Treffen irgendwelche der folgenden Aussagen zu?
- Es ist länger als 6 Monate her, dass eine Kotprobe des Pferdes von einem Tierarzt auf Wurmeier überprüft wurde.
- Die Weide oder der Paddock, auf dem das Pferd steht, wird oder wurde innerhalb der letzten 20 Jahre stark von Pferden, Ponys, Eseln oder Maultieren beweidet.
- Ihr Pferd hat innerhalb der letzten 3 Monate einige Zeit in einem anderen Stall verbracht.

Wenden Sie die unten aufgeführte **Eigenbehandlung** an. Wenn innerhalb von 6 Wochen keine Besserung zu sehen ist, rufen Sie Ihren Tierarzt an und machen Sie einen Termin aus.

 Rufen Sie **noch heute** Ihren Tierarzt an, wenn Sie eine dieser Fragen mit Ja beantwortet haben – es könnte sich um ein Zahn- oder Kieferproblem handeln. Blättern Sie zu S. 23.

 Lassen Sie die Ration des Pferdes von einem Fachmann für Pferdefütterung überprüfen und ändern. Er wird dabei Alter, Arbeitsbelastung und Körperzustand des Pferdes berücksichtigen. Machen Sie mit dieser Checkliste weiter.

 Beobachten Sie die Gruppe zur Fütterungszeit. Wenn es nötig ist, füttern oder tränken Sie das Pferd getrennt von den anderen, um Futterneid und Stress zu vermeiden. Machen Sie mit dieser Checkliste weiter.

 Lassen Sie eine frische Kotprobe auf Parasitenbefall untersuchen.

Eigenbehandlung:

*(Sehen Sie auf der **Checkliste** nach, ob eine Eigenbehandlung für den Gewichtsverlust Ihres Pferdes in Frage kommt. Wenn die Antworten, die Sie in der Checkliste geben, sich irgendwann während der Eigenbehandlung zum Schlechteren verändern, rufen Sie den Tierarzt.)*

Schritt 1. *Vernichten Sie Endoparasiten (Parasiten im Körper).* Entwurmen Sie mit Ivermectin oder Moxidectin nach Körpergewicht des Pferdes und nach der Anleitung auf dem Etikett. Besprechen Sie, ob Sie ein wiederholt zu verabreichendes Medikament wie Pyranteltartrat einsetzen wollen.

Schritt 2. *Erhöhen Sie die Kalorien, ohne die Kohlenhydrataufnahme zu erhöhen.* Unter der Annahme, dass Sie die Checkliste durchgearbeitet haben und sowohl ein körperliches Problem als auch eine Fehlernährung bei Ihrem Pferd ausscheidet, ist es möglich, dass das Pferd einfach mehr Kalorien braucht. Bieten Sie ihm Heu guter Qualität zur freien Aufnahme an. Geben Sie eine Woche lang zweimal täglich je $1/2$ Tasse Pflanzenöl über sein normales Kraftfutter und beobachten Sie dabei den Kot. Wenn innerhalb dieser Woche die Pferdeäpfel nicht weicher wer-

> **Unter den möglichen Ursachen für eine Erkrankung des Nervensystems befindet sich auch eine seltene, aber berüchtigte: die Tollwut. Gehen Sie kein Risiko ein, sondern ergreifen Sie Vorsichtsmaßnahmen. Siehe S. 23.**

den, können Sie alle 2 Tage einen Esslöffel Öl mehr pro Tag geben, bis das Pferd zweimal am Tag je $1/2$ Tasse Öl bekommt. Wenn der Mist des Pferdes irgendwann weicher wird, gehen Sie mit der Ölmenge wieder auf das vorherige Niveau zurück. Sehen Sie sich den Körperzustand des Pferdes nach 6 Wochen noch einmal kritisch an. Wenn Sie keine Verbesserung sehen, machen Sie einen Termin mit Ihrem Tierarzt aus. (Beachten Sie, dass die Kraftfuttermenge unverändert bleibt – das Ziel ist, die Kalorienmenge zu erhöhen, ohne die Menge an Kohlenhydraten unverhältnismäßig zu erhöhen, um so Erkrankungen zu vermeiden, die mit einem Überschuss an Kohlenhydraten einhergehen, also beispielsweise Hufrehe und Kolik.)

Die Sache mit den Senioren ...

Wenn ein Pferd allmählich zu den Senioren zählt, wird es anfälliger für Verletzungen und Krankheiten, weil die Beweglichkeit geringer wird und das Immunsystem nachlässt. Außerdem kann es in der Herdenhierarchie an Status verlieren. Wenn das Alter sich allmählich in sinkendem Wohlbefinden bemerkbar macht, verändert sich die soziale Nische eines Pferdes, und das merken rangniedere Herdenmitglieder. Dadurch wird der Boden für Konflikte (und Verletzungen) bereitet, weil jüngere Pferde das ältere immer öfter herausfordern, um auf der Rangleiter aufzusteigen. Wenn Sie sehen, dass Ihr Pferd immer häufiger in solche Rangkämpfe verwickelt wird, sollten Sie es von diesen Unruhestifter trennen, bevor es zu Verletzungen kommt.

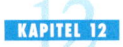

KAPITEL 12

Verschiedene Symptome, die zu
UNGEWÖHNLICHEN BEWEGUNGEN
führen

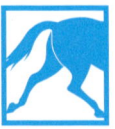

ABNORMALE BEWEGUNGEN

Sie sehen: Das Pferd zeigt einen seltsamen Gang. Vielleicht torkelt es, als ob es betrunken sei, schlurft kraftlos oder hebt die Beine zu hoch an und schlägt sie mit Schwung wieder auf den Boden.

Das könnte bedeuten: Die Ursache dieses Problems könnte in den Muskeln oder Nerven zu finden sein. Auch vererbliche Erkrankungen wie z. B. die periodische Lähmung durch Hyperkaliämie, die bei manchen Quarter Horses auftritt, können solche Bewegungsstörungen verursachen.

CHECKLISTE:

Erscheint das Pferd geistig abnormal (wirkt es verrückt oder ziellos, läuft ständig im Kreis, ist aufgeregt oder reagiert überhaupt nicht)?

 NEIN

 JA — Rufen Sie Ihren Tierarzt **gleich** an — es könnte sich um eine Verletzung oder Schwellung des Gehirns oder eine Vergiftung handeln. Siehe **Vorsicht** auf S. 23.

Verweigert das Pferd das Futter, ist es niedergeschlagen oder hat es Fieber?

 NEIN

 JA — Rufen Sie Ihren Tierarzt **gleich** an — es könnte sich um eine ansteckende Erkrankung handeln. Blättern Sie zu **Während Sie warten Nr. 1** auf der gegenüberliegenden Seite.

Fällt der Gang des Pferdes durch ständig oder immer stärker durchzuckende/gesteigerte oder torkelnde/geschwächte Bewegungen auf?

 NEIN

 JA — Rufen Sie Ihren Tierarzt **gleich** an — es könnte sich um ein Problem der Nerven oder Muskeln oder um eine Vergiftung handeln.

Ist mehr als ein Bein betroffen?

 NEIN

 JA — Rufen Sie Ihren Tierarzt **gleich** an — es könnte sich um ein Rückenmarksproblem handeln.

CHECKLISTE (FORTSETZUNG):

Ist nur ein Bein betroffen?

 Rufen Sie Ihren Tierarzt **gleich** an – es könnte sich um eine Verletzung oder Erkrankung eines Nervs handeln.

Beobachten Sie bei dem Pferd deutlich Perioden, in denen es schwach ist, stolpert und die Muskeln zittern, aber zwischen diesen Anfällen ist es normal? Führt es den Quarterhorsehengst Impressive im Stammbaum?

 Rufen Sie Ihren Tierarzt **gleich** an, wenn Sie eine dieser Fragen mit Ja beantwortet haben – es könnte sich um eine periodische Lähmung durch Hyperkaliämie handeln. Blättern Sie zu **Während Sie warten Nr. 2** auf der gegenüberliegenden Seite.

Rufen Sie **noch heute** Ihren Tierarzt an.

Während Sie warten Nr. 1:
Isolieren Sie Ihr Pferd von anderen Pferden, da es möglicherweise eine ansteckende Erkrankung hat, die sich ausbreiten könnte. Stellen Sie es auf einen Paddock oder in eine Box mit getrennter Wasserversorgung, mindestens 7 m von den anderen Pferden entfernt. Waschen Sie sich die Hände und desinfizieren Sie Ihre Stiefel, nachdem Sie Umgang mit Ihrem Pferd hatten und bevor Sie Umgang mit anderen Pferden haben.

Während Sie warten Nr. 2:
Die meisten Anfälle der periodischen Lähmung durch Hyperkaliämie sind nur vorübergehend, aber ein schwerer Anfall kann tödlich enden.
1. *Verringern Sie den Stress für das Pferd.* Bringen Sie das Pferd in eine ruhige Box oder in einen Paddock, in dem keine Gegenstände herumliegen.

2. *Füttern Sie das Pferd nicht.* Anfälle können durch Futtermittel ausgelöst werden, die Kalium enthalten. Falls der Tierarzt ungefähr noch eine Stunde brauchen wird, bis er da ist, stellen Sie dem Pferd Wasser bereit, aber kein Futter.

Gut zu wissen:

Hier finden Sie einige mögliche Gründe für ungewöhnliche Bewegungsabläufe beim Pferd aufgeführt.

Die Erkrankung	Die Ursache
Verletzungen	• Gefäßthrombose • Fibrosierende Myopathie • Missbildung der Wirbelsäule • Rückenmarkstrauma • Schädeltrauma • Trauma peripherer Nerven
Krankheiten	• EEE • Equine degenerative Myelenzephalopathie • Equine protozoäre Myeloencephalopathie • Equines Herpesvirus 1 • Fibrosierende Myopathie • Gehirnabszess • Hahnentritt • Lebererkrankungen • parasitäre Hirnerkrankung • Polyneuritis • Spinale Ataxie • Tollwut • Venezuelan equine encephalomyelitis • Western equine encephalomyelitis
Gifte	• Adlerfarn • Arsen • Blei • Botulismus • Organischer Phosphor • Strychnin • Tragant • Wolfsmilch
Krebs	• Adenom der Hirnanhangsdrüse • Lymphosarkom • Wuchernde Tumore

FESTLIEGENDES PFERD

Sie sehen: Das Pferd liegt und kann nicht selbst aufstehen.

Das könnte bedeuten: Das Pferd könnte so liegen, dass ein Hindernis es daran hindert aufzustehen (siehe gegenüberliegende Seite). Es könnte auch krank oder verletzt sein, so dass es nicht in der Lage ist, die komplexen und anstrengenden Bewegungsabläufe auszuführen, die erforderlich sind, um wieder auf die Füße zu kommen.

CHECKLISTE:

Scheint das Pferd geistig nicht ganz in Ordnung zu sein – schwach oder niedergeschlagen und anscheinend gar nicht beunruhigt über die Tatsache, dass es immer noch liegt?

 NEIN

Sehen Sie etwas, was auf eine schwere Verletzung hindeutet, die das Pferd am Aufstehen hindert (äußere Wunden, verrenktes oder seltsam geformtes Bein, Gelenkschwellungen)?

 NEIN

Ist das Pferd von dem Hindernis befreit, wegen dem es nicht aufstehen konnte, und ist keine Verletzung sichtbar, die es am Stehen hindern würde, aber seine Aufstehversuche schlagen trotzdem fehl?

 NEIN

Liegt das Pferd aufgrund eines Hindernisses in der Box fest oder hat es sich in seiner Box eingekeilt und kann nicht aufstehen?

 NEIN

Rufen Sie Ihren Tierarzt **gleich** an – je länger das Pferd liegt, desto mehr kann passieren.

 JA Rufen Sie Ihren Tierarzt **gleich** an – es könnte sich um eine schwere Verletzung oder Erkrankung handeln, welche die Schwäche oder den veränderten Geisteszustand hervorruft. Blättern Sie zu **Während Sie warten** weiter unten und beachten Sie **Vorsicht** auf S. 23.

 JA Rufen Sie Ihren Tierarzt **gleich** an – egal, ob die Verletzung die Ursache oder eine Auswirkung des Liegens ist; mit jedem vergeblichen Aufstehversuch können noch mehr Verletzungen entstehen. Blättern Sie zu **Während Sie warten.**

 JA Rufen Sie Ihren Tierarzt **gleich** an – es kann sich um eine Muskel- oder Nervenverletzung handeln, die durch das lange Liegen entstanden ist. Blättern Sie zu **Während Sie warten.**

 JA Wenden Sie die **Eigenbehandlung** von der gegenüberliegenden Seite an.

Während Sie warten:

1. *Schützen Sie das Pferd vor Verletzungen, die es sich selbst zufügt.* Wenn ein Pferd lange liegt, treten häufig Verletzungen an Kopf und Augen auf, weil das Pferd den Kopf herumreißt und damit gegen den Boden oder die Wände schlägt, wenn es vergeblich versucht, aufzustehen. Wenn Sie für Ihr Pferd einen Kopfschutz besitzen und ihn anlegen können, ohne sich selbst zu gefährden, tun Sie das. Alternativ dazu können Sie die Umgebung polstern: streuen Sie mit weichem Material dick ein und stellen Sie Heu- oder Strohballen um das Pferd herum auf.

2. *Halten Sie das Pferd warm.* Wenn der Geisteszustand des Pferdes verändert ist, unternimmt es wahrscheinlich nur geringe Anstrengungen aufzustehen und könnte sich unterkühlen, vor allem dann, wenn es draußen kalt ist. Umgeben Sie es mit einer dicken Schicht Einstreu und decken Sie es mit einer Wolldecke zu.

Eigenbehandlung:

*(Sehen Sie auf der **Checkliste** nach, ob eine Eigenbehandlung für Ihr liegendes Pferd in Frage kommt. Wenn die Antworten, die Sie in der Checkliste geben, sich irgendwann während der Eigenbehandlung zum Schlechteren verändern, rufen Sie den Tierarzt.)*

Schritt 1. *Besorgen Sie sich Hilfe.* Holen Sie sich zwei oder mehr kräftige Helfer.

Schritt 2. *Machen Sie die Kraftprobe.* Wenn Sie und Ihre Helfer zusammen kräftig genug sind, versuchen Sie, das Pferd an Mähne und Schweif von der Wand wegzuziehen (ohne sich damit ein Rückenproblem einzuhandeln). Springen Sie dann schnell aus dem Weg, damit Sie nicht verletzt werden, wenn das Pferd aufsteht.

Schritt 3. *Holen Sie sich Seile.* Wenn Sie für den Schritt 2 nicht genügend Kraft haben, oder wenn Sie diesen Schritt durchgeführt haben und das Pferd immer noch nicht aufstehen kann (und Sie keinen Grund dafür erkennen können), dann kann es sein, dass das Pferd so lange gelegen hat, dass die unten liegenden Beine »eingeschlafen« sind und Sie das Pferd erst einmal umdrehen müssen. Holen Sie sich zwei stabile, weiche Seile von jeweils mindestens 7 m Länge (Sie können auch zwei Führstricke mit den freien Enden zusammenbinden, um ein Seil zu erhalten).

Schritt 4. *Anlegen der Seile.* Stellen Sie sich hinter die Wirbelsäule des Pferdes, also auf die Seite, auf der Sie nicht von strampelnden Beinen gefährdet werden können. Lehnen Sie sich quer über den Körper des Pferdes und legen Sie jeweils eine Schlaufe unter eines der untenliegenden Beine. Ziehen Sie dann die Seile so weit am Bein herauf, bis Sie deutlich oberhalb des Sprunggelenks (Hinterbein) bzw. des Karpalgelenks (Vorderbein) liegen.

Schritt 5. *Rollen Sie das Pferd herum.* Stellen Sie an jedes Seil ein oder zwei Personen, die alle gleichzeitig an beiden Seilen ziehen, um das Pferd herumzurollen. Das ist nicht ganz einfach, aber eine kräftige Person oder zwei durchschnittlich kräftige Leute schaffen es durchaus. Vorsicht: Achten Sie darauf, dass Sie nicht von Hufen getroffen werden, wenn das Pferd herumrollt. Achten Sie aufmerksam auf das Pferd und seien Sie jederzeit bereit, sich aus der Gefahrenzone zu begeben, während es aufsteht.

Definition: Wann hat ein Pferd sich verlegt?

Ein Pferd hat sich verlegt, wenn es körperlich in der Lage wäre, aufzustehen, durch äußere Umstände aber trotzdem nicht aufstehen kann. Weil das Körpergewicht eines Pferdes auf eine bestimmte Weise verteilt ist, muss es zum Aufstehen eine bestimmte Reihenfolge einhalten:

Schritt 1: Es muss sich in Brustlage begeben und die Hinterbeine hinter sich anziehen.

Schritt 2: Es muss die Vorderbeine vor sich ausstrecken.

Schritt 3: Es muss mit Kopf und Hals als Schwungmasse ausholen, während es gleichzeitig mit den Hinterbeinen drückt, um die Hinterhand nach oben zu bringen, und sich dabei mit den Vorderfüßen abstützt.

Die typische Szene, die zum Verlegen führt, sieht so aus: die Box ist frisch eingestreut und lädt das Pferd geradezu ein, sich zu wälzen. Es legt sich hin, rollt sich auf den Rücken, um sich genüsslich kratzen zu können – und rollt auf die andere Seite, wo die Beine gegen die Wand zu liegen kommen. Nun kann es sich nicht mehr in die Position bringen, aus der es aufstehen kann.

Der sicherer Weg zur schnellen Hilfe – die ideale Ergänzung zu den Checklisten.

Ihr Pferd ist krank? Dann packen Sie selbst an! Was konkret zu tun ist, zeigt Ihnen dieses umfassende Praxisbuch.

Mit den Checklisten – auch hier komplett enthalten – ist es einfach, Erkrankungen und Verletzungen bei Ihrem Pferd sicher zu diagnostizieren und schnell die richtige Behandlung vorzunehmen.

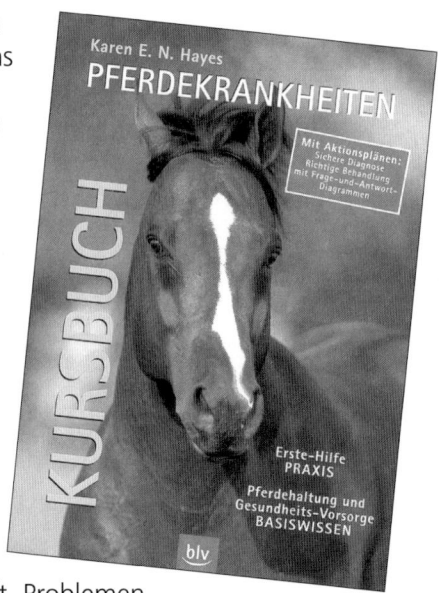

Wertvolles Basiswissen zur Pferdehaltung und Gesundheitsvorsorge hilft, Problemen und Verletzungen wirkungsvoll vorzubeugen.